LES
PRÉJUGÉS SUR LA FOLIE

BIBLIOTHÈQUE DE PSYCHOLOGIE EXPÉRIMENTALE
ET DE MÉTAPSYCHIE

Directeur : RAYMOND MEUNIER

LES PRÉJUGÉS SUR LA FOLIE

PAR

La Princesse LUBOMIRSKA

Avec une préface de M. le Dr Jules Voisin,
Médecin de la Salpêtrière, Président de la Société de patronnage des aliénés sortant.

PARIS
LIBRAIRIE BLOUD & Cie
7, Place St Sulpice, 7

1908

Bibliothèque de Psychologie expérimentale et de Métapsychie

Directeur : RAYMOND MEUNIER

La *Bibliothèque de Psychologie expérimentale et de Métapsychie* s'adresse aux professeurs, aux médecins, aux étudiants et au public cultivé qu'elle renseignera sur les données acquises par la science contemporaine dans le domaine psychologique et psychique. Ces données sont aujourd'hui assez nombreuses et assez solidement établies pour qu'il ait pu paraître opportun de les faire connaître en dehors du monde encore restreint des travailleurs de laboratoire et des spécialistes. Ceux-ci trouveront d'ailleurs, parmi nos monographies, une série de mises au point utiles à leurs recherches et des exposés personnels de questions moins étudiées et plus théoriques. Nous pensons qu'ils porteront intérêt à cette nouvelle publication si nous en jugeons par l'accueil empressé qu'ils ont fait dès l'abord à notre projet.

Les volumes de notre collection se répartiront en trois groupes.

Le premier groupe constituera une série historique. Les diverses sciences psychologiques, encore qu'elles aient pris depuis un temps relativement court le caractère expérimental qui est celui sous lequel nous nous proposons de les envisager spécialement, ont derrière elles un long passé. Il est donc indispensable de les exposer, en quelque sorte « génétiquement ». Ce point de vue s'impose tout particulièrement pour certaines questions qui de près ou de loin, se rattachent à ce que les psychologues contemporains désignent sous le nom de « métapsychie ». Les recherches occultes, les problèmes qu'ont englobés tour à tour la magie, le spiritisme et la théosophie, du moins dans la forme merveilleuse où l'imagination se les représentait, exigent une interprétation historique.

Dans le second groupe seront traitées « les grandes questions psychologiques ». Par là nous entendons les problèmes d'un ordre général dont on trouve l'exposé dans les Manuels de philosophie, et que nous nous proposons d'étudier selon la méthodologie scientifique à laquelle on doit le renouvellement des sciences psychologiques.

Enfin notre troisième groupe, le plus important, sera consacré à l'examen des problèmes spéciaux de psychologie et de métapsychie. Par psychologie, nous entendons la psychologie normale, pathologique, ethnique et comparée. Quant à la métapsychie on sait que M. Charles Richet a proposé au Congrès de Rome (1906) ce terme générique pour définir l'ensemble des phénomènes sur lesquels les sciences psychologiques n'ont point encore fourni de résultats concluants.

Ajoutons que certains volumes de la collection pourront appartenir à deux de ces groupes ou aux trois ensemble. Il s'agit donc plutôt ici d'indiquer les directions dans lesquelles nous nous proposons de nous engager que de tracer dès maintenant un plan limitatif de chaque volume ou de circonscrire définitivement notre domaine.

En résumé l'ensemble de la collection formera une sorte d'*Essai synthétique sur l'ensemble des questions psychologiques et des problèmes qui s'y rattachent*. Notre but sera atteint si l'effort de compréhension psychologique qui caractérise notre époque s'y trouve exprimé.

Volumes parus :

I. — N. VASCHIDE, Directeur-Adjoint du laboratoire de Psychologie pathologique de l'École des Hautes-Études. — **Les Hallucinations télépathiques.**

II. — Dr MARCEL VIOLLET, Médecin des Asiles. — **Le Spiritisme dans ses rapports avec la folie.**

III. — Dr A. MARIE, Médecin en chef de l'Asile de Villejuif, Directeur du laboratoire de Psychologie pathologique de l'École des Hautes-Études. — **L'Audition morbide.**

IV. — Princesse LUBOMIRSKA. — **Les Préjugés sur la folie,** avec une préface du Dr JULES VOISIN, Médecin en chef de l'Hospice de la Salpêtrière.

V. — N. VASCHIDE, Directeur-Adjoint au laboratoire de Psychologie pathologique de l'École des Hautes-Études et RAYMOND MEUNIER, Préparateur au même laboratoire. — **La Pathologie de l'attention.**

VI. — HENRY LAURES. — **Les Synesthésies.**

En préparation :

Professeur BAJÉNOFF (de Moscou). — **La Psychologie des condamnés à mort.**

Dr ZIEM. — **Les Sommeils morbides.**

RAYMOND MEUNIER. — **Le Hachich.** *Essai sur la psychologie des Paradis éphémères.*

— **L'Abstraction chez les enfants.**

Dr A. MARIE. — **Précis de Psychiâtrie.**

— **La Foule et les héros.**

N. VASCHIDE. — **Le Sentiment musical chez les aliénés.**

Dr MARCEL VIOLLET. — **La Peur morbide.**

— **La Satisfaction.**

— **La Joie.**

Dr JULES VOISIN. — **L'Enfance anormale.**

ALEXANDRE ORESCO. — **Peuples oppresseurs et Peuples opprimés.** *Essai de psychologie sociale.*

Dr M. RABAND. — **La Peur chez les enfants.**

Dr BOUQUET. — **Le Développement psychique de l'enfant.**

Dr X.... — **La Psychologie en Schintoïsme.**

SEYMOUR DE RICCI. — **La Psychologie du collectionneur.**

Dr ARTAULT DE VEVEY. — **La Méthode en Psychologie comparée.**

AU

DOCTEUR A. MARIE, (de Villejuif)

Son élève reconnaissante et dévouée.

Princesse LUBOMIRSKA.

« L'assistance post-asilaire est le meilleur moyen de concilier l'intérêt bien compris des convalescents avec la défense sociale en cas de rechutes et la prophylaxie des réactions violentes éventuelles *ab-miseria.* »

Dr A. MARIE.

5 juillet 1908.

PRÉFACE

Madame la Princesse,

On s'étonnera peut-être de vous voir prendre la parole ici, et traiter un sujet pour l'étude duquel un psychiâtre eût, apparemment, semblé désigné d'avance. Lorsque vous hésitiez vous-même à faire un tel travail ; je me félicite d'avoir pu contribuer à vous y pousser: « Dites ce que vous avez vu, vous disai-je, dites ce que vous avez observé, ce que vous avez étudié et la façon dont vous avez compris. Vous direz mieux que nous ces choses au monde, dont vous êtes. Partie du « *public* » vous-même, vous aurez l'avantage de parler au public sa langue habituelle, n'étant pas intoxiquée de tous les termes techniques dont nous avons tant de mal à nous défaire. Ces préjugés que vous allez combattre, vous les avez partagés vous-même, avant *d'avoir vu. C'est en voyant*, que vous les avez perdus, sans vous embarrasser par avance le jugement par tout notre bagage livresque : vous ferez donc un livre qui pourra porter la même devise que celui de Montaigne : « ceci est un livre de bonne foi ».

Ce livre est fait et je vous félicite de l'avoir ainsi fait. Pour l'écrire vous n'avez eu qu'à dire ce que vous avez vu, bornant vos documentations à l'étude de l'historique, si intéressant, des préjugés des hommes des divers époques sur la folie. Ces préjugés, vous les avez tous retrouvés en vigueur à notre époque, transformés parfois, d'autres fois à l'état de pureté. Il leur est venu se surajouter d'autres préjugés, nés ceux-là, de l'écho fantaisiste et mensonger qu'ont les découvertes scientifiques dans le public, et aussi des interprétations fausses et d'une généralisation sans preuves de faits observés dans le monde. Des préjugés des premières époques, il reste la croyance en l'origine mystérieuse de la folie ; l'écho mensonger des découvertes scientifiques à fait naître l'opinion d'incurabilité de

la folie, — alors que certains genres de folies sont curables, — et de sa contagiosité. La généralisation des faits observés a répandu dans le public cette notion bizarre des fous furieux, criant sans cesse et véritablement acrobatiques dans leurs gestes ; ainsi que la croyance dans le danger que *présentent toujours* les aliénés.

Ces préjugés seraient négligeables en pratique s'ils n'avaient pas eu, s'ils n'avaient pas encore maintenant des conséquences déplorables pour les aliénés.

Au moyen âge, l'origine surnaturelle de la folie était un dogme : l'aliéné, maudit de Dieu, préférant servir l'esprit du mal, est traîné au bûcher pour crime de sorcellerie. Maintenant, on ne brûle plus l'aliéné, on le soigne, mais s'il guérit et sort de l'asile où il était traité, il retrouve le plus souvent à sa sortie des esprits craintifs et hostiles, des portes fermées, et même une existence de paria, parce que là survivent encore les anciennes conceptions erronées sur la nature de la folie.

Ceux qui en sont affranchis sont encore souvent

aveuglés d'autre part par une préoccupation de la sûreté publique qui éteint tout souci philanthropique et charitable. Cela s'explique par la confusion si courante encore entre aliénés criminels et aliénés ordinaires. C'est comme si l'on confondait la maladie et la misère avec la contagion ; on se cuirasserait alors d'un triple airain contre toute pitié et on se détournerait de tous les malheureux avec effroi et dégoût.

Les ogresses et les étrangleurs de bergères, pour aliénés qu'ils puissent être, ne sauraient inspirer une horreur susceptible de rejaillir sur les malades mentaux qui nous intéressent. L'assistance de l'enfance et de la vieillesse ne sauraient être mises en question parce qu'un orphelin ou un vieillard auront commis des crimes quelqu'inavouables qu'ils puissent être.

Je vais plus loin, l'organisation par l'initiative privée, intelligente d'un réseau tutélaire de patronages de relèvement pour les aliénés hors l'asile constitue une mesure puissante, la seule sérieuse en faveur de la sûreté sociale ; car, c'est en suivant l'aliéné sortant dans la foule, en le soutenant dans ses défaillances et en facilitant son retour à l'asile en cas de rechute qu'on peut sauvegarder le mieux la société contre les surprises dangereuses de la folie méconnue des aliénés en liberté.

Qu'on ne vous accuse donc pas de sentimentalité intempestive ; les préjugés que vous combattez tournent en effet contre la société qui les nourrit. En défendre les malheureux malades de l'esprit est aussi défendre la société elle-même contre les dangers de la folie incomprise et non surveillée.

En plaidant une telle cause vous plaidez à la fois pour le bon sens et le bon cœur, pour la défense sociale en même temps que pour la défense des malheureux malades, contre l'ignorance, l'indifférence et l'abandon. Vous faites plus que plaider pour eux, vous les assistez moralement et matériellement depuis longtemps, merci pour eux et puisse votre croisade trouver bien vite écho dans le grand public auquel elle s'adresse.

Dr J. Voisin.

Médecin de la Salpêtrière,

Président de la Société de Patronage des aliénés sortants.

LES

PRÉJUGÉS SUR LA FOLIE

CHAPITRE PREMIER

1er préjugé. — Origine surnaturelle de la folie.

Lorsque l'on considère les aliénés que renferme un asile et que l'on cause avec eux un temps suffisant pour savoir ce qu'ils pensent, on s'aperçoit qu'en somme les uns pensent *moins* ou ne pensent *plus*, tandis que les autres pensent *autrement*; en d'autres termes, l'intelligence des uns est diminuée ou abolie, tandis que l'intelligence des autres se cantonne sur les tenants et aboutissants d'idées fausses, soit de délires.

L'affaiblissement intellectuel est une chose bien personnelle : dans certains cas, il y a faiblesse congénitale, héréditaire ; dans les autres, il y a affaiblissement à la suite de maladies, d'excès, des progrès de l'âge.

Les délires eux, sont également personnels à

l'individu, mais les idées délirantes ont la teinte des idées communément admises au moment où vit le malade. Dans les époques de foi, les délires sont mystiques. Dans les époques où la foi est moins vive, et dans les esprits imbus de matérialisme, les délires sont plus terre à terre. Tandis que dans le premier cas les aliénés sont persécutés par les démons ou inspirés par Dieu, dans le second cas, les aliénés sont persécutés par les hommes et leur délire de grandeur les fait se croire rois, empereurs, présidents de république, riches, géniaux ou puissants.

Ainsi voit-on l'influence du milieu et des idées dominantes de ce milieu se manifester sur la nature des idées délirantes, tout en n'ayant aucune action sur les folies sans délire.

Donc, aux périodes de foi, les délires ont une couleur religieuse. Les aliénés se croient en proie aux maléfices de divinités contraires ou d'esprits infernaux, ou bien ils se croient spécialement inspirés par la divinité, et devenus apôtres, prophètes, ou dieux même, par une incarnation qu'ils regardent comme un privilège. Ces idées délirantes, ils les sèment dans le public, à grand fracas, et le public ignorant est tout porté à admettre l'origine véritablement surnaturelle, diabolique ou divine, de ces folies.

Une autre raison encore que celle-là, a fait naître le préjugé de l'origine surnaturelle de la folie. Aux époques mythologiques, non seulement les maladies mentales, mais toutes les maladies, sont considérées comme dues à l'adversion d'une divinité. Les seuls médecins de ces époques sont les prêtres, caste privilégiée, mais aussi caste instruite par la tradition orale et l'expérience. Pour entretenir la renommée surnaturelle à laquelle ils doivent leur position, et aussi parce que l'expérience leur a montré l'utilité thérapeutique des méthodes suggestives, ils luttent contre les maladies par des moyens théologiques, mêlant les incarnations et les sacrifices propitiatoires à l'adjonction de remèdes *Sacrés*, tirés de plantes naturelles qu'emploie encore en partie la thérapeutique moderne. *Plantes Sacrées* et sacrifices amènent-ils la guérison, le public ignorant en tire la preuve de l'origine surnaturelle des maladies, puisque la colère du Dieu contraire fut calmée par le sacrifice.

Ainsi, aux époques mythologiques, en Egypte, en Judée, en Grèce, à Rome, la folie passa pour être d'origine surnaturelle. Toutefois cette opinion entraîna pour les fous des conséquences bien moins désastreuses quelle n'en eût au moyen-âge. Les dieux de l'Olympe, comme les divinités Egyptiennes, étaient beaucoup moins majestueux que le Dieu des chrétiens. Ils en imposaient moins. Ils constituaient plutôt des individualités puissantes, mais animées des mêmes passions, soumises aux mêmes vicissitudes, pourvues des mêmes vices que les humains. L'appétit de Saturne, qui mange des pierres croyant manger ses enfants, les querelles multiples entre les dieux de l'Olympe ne sont pas de nature à imposer un bien grand respect. On a peur de ces dieux, assurément, mais juste ce qu'il faut pour ordonnancer un sacrifice. Et la facilité même dont ils se calment au prix d'un rayon de miel, d'un poulet, ou d'un bœuf n'a rien qui édifie beaucoup. En réalité ce sont des gourmands qui veulent faire bonne chère et des orgueilleux qui veulent des hommages coûteux plutôt que des Dieux impénétrables, tout puissants et majestueux qui veulent seulement le bien moral des hommes.

A une religion non basée sur la morale répond naturellement une conception différente des actes de nature à offenser la divinité; par là l'individu paraît moins frappé d'une *punition* divine que victime de l'aversion d'un Dieu. Il est tout naturel alors que l'on cherche à calmer cette colère par les moyens en cours, plutôt que d'accuser l'homme frappé dans sa santé ou son intelligence d'avoir, par ses vices, mérité une punition. Aussi ne se détourne-t-on pas de lui. Souffre-t-il de ses convictions délirantes, est-il persécuté, mélancolique, a-t-il, en un mot, une forme douloureuse de folie, on le garde en un temple, et l'on fait des sacrifices pour calmer la colère divine. S'il guérit, on en est heureux pour lui. S'il ne guérit pas, il devient plutôt sympathique. On le laisse errer dans les champs, s'il est inoffensif, et à ce point de vue la division de la Grèce en petites villes semées dans la campagne était bien propice à cette divagation chronique. S'il est dangereux, il reste dans les temples, pour un temps en général court, *car la sympathie générale que rencontrent les aliénés est encore le meilleur moyen pour qu'ils ne soient pas dangereux*.

Si l'aliéné est atteint d'une forme *heureuse* de folie, si le délire qu'il présente est un délire de grandeur, de prophétie, d'incarnation divine, on le respecte et on le vénère. Il à l'heureux sort d'être cru, de faire des prosélytes, et de trouver partout, avec du respect, l'aliment et le foyer nécessaires. On le fête, on se le dispute. Son délire vient grossir, dans le pays où il se trouve, l'ensemble vaste et peu gênant des conceptions religieuses, et l'Olympe hospitalier est assez large pour le contenir, s'il est Dieu, ou accueillir les dieux nouveaux qu'enfante son délire. Ce délire, d'ailleurs, n'a pas l'allure catéchisante et maudissante qu'il aurait en pays de religion morale. Il n'est pas capable de faire battre les montagnes ni les hommes; il ne peut fournir prétexte à nulle guerre et à nulle persécution, dans ces pays aimables où, sous un ciel splendide et parmi des biens de la terre suffisants, on songe seulement à bien vivre et a contenter tous ses sens.

Toutefois les exigences sociales vinrent mêler un peu de myrrhe à tant de miel, et la situation *heureuse* des aliénés le devint moins lorsque Rome grandissante, Rome impératrice, la Rome des sept collines devenue grande ville, eut besoin de mettre l'ordre dans ses limites propres et dans ses innombrables provinces. L'aliéné devint, dans certains cas, un danger social. Il devint impossible de lui laisser sa liberté dans une ville ou un empire si vaste, s'il était *furieux*. Il était du devoir des préfets des provinces de veiller à ce que les furieux soient gardés en famille ou que, en cas de danger public, ils soient enfermés dans un cachot. Seule l'intention de maintenir l'ordre social et d'assurer la sécurité des citoyens avait dicté cette prescription. Les cachots où étaient détenus les aliénés ne pouvaient, en effet, se prêter au traitement de l'aliénation mentale, certains individus sous le coup d'une condamnation ou d'une détention préventive s'y trouvant aussi renfermés.

En même temps que la sécurité publique devient plus exigeante, la diminution dans l'abondance relative des biens de la terre se fait ressentir. Des difficultés plus grandes de la vie obligent les individus à préparer un avenir qui cesse d'être certain. D'ailleurs Rome est basée sur le principe du patriarcat. Les fortunes familiales exigent, pour être conservées, une sauvegarde légale. Bien avant que, dans un but de préservation sociale, des mesures coercitives eussent été prises, la loi des douze tables organisait suivant les idées de l'époque la représentation de l'aliéné : « Si l'individu commence à être furieux, que tout pouvoir sur lui et sur ses biens soit donné à ses parents et à ses proches ». De plus à défaut de parents, le furieux n'était pas abandonné et le magistrat déférait le pouvoir sur sa personne et ses biens au plus digne : « Que le préfet de la ville de Rome, ou ses préteurs, et, dans les provinces, les *præsides* lui donnent un curateur après examen ». Plus tard la législation soumit au curateur tous les aliénés autre que les furieux, les sourds et les muets :

« qu'un curateur soit donné aux aliénés, aux sourds, au muets et à ceux qui sont atteints d'une maladie chronique, parce qu'ils ne peuvent s'occuper de leurs affaires ».

Ainsi donc l'antiquité, à Rome comme en Egypte et en Grèce, reste persuadée de l'origine extraterrestre de la folie. Si la situation que ce préjugé crée à l'aliéné se modifie, en pis, au cours des siècles, cela tient aux mœurs et aux nécessités de l'ordre social. Jamais l'aliéné ne fut regardé comme un malade au sens que nous donnons à ce mot. Et pourtant Hippocrate avait en 430 av. J.-C. proclamé la nature physiologique de la folie et prescrit, pour son traitement, l'ellébore et les purgations. Au premier siècle de notre ère, Arétée avait observé et étudié, avec une sagacité remarquable, la manie et la mélancolie, et laissé, à l'égard du pronostic des divers genres de folie et du traitement physique et moral des aliénés, des préceptes empreints d'une grande sagesse. Au IIe siècle, Galien avait une classification des maladies mentales, et plus tard, Aurélien avait formulé d'excellents préceptes sur l'isolement, la douceur à l'égard des aliénés et le traitement à la fois hygiénique et médicamenteux.

Mais ces études n'influèrent pas sur l'opinion

publique, et celle-ci transporta dans le Christianisme la notion de l'origine surnaturelle de la folie.

*
* *

Seulement les choses changèrent de face. Aux mythologies faciles et complaisantes, se substitua une religion rude, inflexible et imposante. De la religion des Israélites, le Christianisme avait conservé Jéovah, Dieu le père, majestueux et tout puissant, source de toute vie et de toute mort, qui récompense les bonnes actions et punit les mauvaises. Il y a ajouté Jésus-Christ, Dieu le fils, qui est l'Amour, qui est mort par amour pour les hommes, et qui de nouveau gravit le calvaire à chaque mauvaise action des hommes. Il y a ajouté l'Esprit-Saint qui est l'intelligence, le savoir. Il a uni ces trois Dieux, en un seul, qui constitue le mystère de la Sainte-Trinité. Dieu puissant, Dieu aimant, Dieu sachant, en une seule personne qu'il *faut* adorer parce qu'il est toute Puissance, aimer, parce qu'il est tout amour, en qui il faut avoir foi, car il est toute science. Et il a fait provenir de ce Dieu la morale parfaite qu'est la morale Chrétienne; et qui ordonne la vertu personnelle par amour de Dieu et l'amour du prochain par imitation du sacrifice du Fils Divin. Il a élevé prodigieusement la moralité humaine en détachant de la terre le but de la vie, en élevant l'idéal humain vers un ciel qui n'est que tout amour et que toute science, et en mesurant, avec une divine justice, le mal et le bien pour la punition et la récompense.

De cette religion infiniment élevée, absolument et aussi relativement à celles qui l'avaient précédée, les hommes ignorants du Moyen-Age ne retinrent que la crainte des châtiments infernaux et le sentiment de la nuisance que les mauvaises actions humaines peuvent avoir sur la divinité. L'on comprend dès lors que toute faute humaine méritât répression de la part des serviteurs du Dieu ainsi outragé. Et l'on sait quelle terreur profonde semait alors l'excommunication.

Quelle faute énorme, volontairement nuisible à Dieu devait alors paraître la folie !

Dans ces temps qu'assombrit, autant que l'ignorance, la compréhension imparfaite — fille de l'ignorance, — d'une religion majestueuse et intransigeante ; alors que l'on n'a plus contre la crainte — effroyable et perpétuelle, — de l'enfer, le facile recours des sacrifices propitiatoires ; l'idée lancinante de l'ingérance divine et de son antagoniste, l'ingérance diabolique, se pose perpétuellement à l'orée de toute action humaine. Aussi tous les délires du Moyen-Age sont-ils des délires mystiques. Tous les persécutés sont persécutés par les démons, tous les délirants ambitieux sont inspirés par le Diable ou par Dieu. Il s'y mêle toutes les vieilles superstitions antiques, et les sorcelleries du temps d'Ovide voisinent avec les envoûtements du temps de Martial. Aussi les aliénés, dans leurs délires, mélangaient-ils les incantations et formules magiques aux sabbats des sorciers. Le magicien suprême, le chef des sorciers, c'est Satan, et le pacte qu'il exige des pauvres fous qui dans leurs délires croient se donner à lui, c'est un pacte de haine contre la divinité.

On voit comment, au Moyen-Age, s'affirme avec une force nouvelle et s'enracine plus profondément l'idée de l'origine divine de la folie.

Les conséquences du choc de ces idées délirantes mystiques avec les idées admises au Moyen-Age religieux sont à déplorer, mais elles étaient à prévoir. Logiquement, elles ne pouvaient être autres. Contre le démon qui assiège, qui hallucine les persécutés, et qui exige le pacte, les prêtres font intervenir le pouvoir divin. Au milieu d'un appareil majestueux, parmi les magnificences des pompes de l'église, dans les fumées de l'encens, dans la musique des orgues et le murmure des prières ardentes, le prêtre tente l'exorcisme. Il appelle le secours de Dieu contre le démon. Il s'efforce de chasser Satan par le contact des objets sacrés, des hosties et de l'eau bénite. Et dans certains cas, assurément, ce moyen suggestif au plus haut point devait réussir.

Mais contre les possédés dont Satan a obtenu le pacte, et dans lequel il s'est réellement incarné, entrent en vigueur les tribunaux ecclésiastiques. On essaye bien, par l'exorcisme, de faire sortir le démon, mais, s'il s'y refuse, on traduit le malade devant les tribunaux. C'est un jugement bref et terrible qui est rendu : avant ou pendant les tortures on obtient l'aveu du pacte, de la présence du sabbat, des sacrilèges et des blasphèmes, et on condamne le « sorcier » au bûcher. Aussi bien, c'est le seul moyen d'action contre le démon : On le brûle en même temps que le corps qu'il incarne.

Ces condamnations effroyables furent fréquentes, et les victimes nombreuses, la croyance en la réalité des possessions diaboliques était universelle. Au XVIe siècle, le grand chirurgien Ambroise Paré partage l'erreur commune : « Les sorciers hurlent la nuit et font bruit comme s'ils étaient enchaînés, écrit-il. Ils remuent bancs, trétaux, tables, jettent vaisselle à terre et font autres tintamares... » Seuls au milieu de cet assentiment universel s'élève l'éclat de rire de Rabelais et s'éclaire le sourire sceptique de Montaigne : « Il y a quelques années, dit ce dernier dans ses *Essais*, un prince souverain, pour rabattre mon incrédulité, me fit cette grâce de me faire voir dix ou douze prisonniers de ce genre, et une vieille entre autre, vraiment bien sorcière pour sa laideur et difformité, très fameuse de longue main en cette profession. Je vis épreuves et libres confessions et je ne sais quelle marque insensible sur cette misérable vieille, et m'enquis, et parlai tout mon saoul, y apportant la plus saine attention que je puisse. Et je ne suis pas homme à me laisser garrotter le jugement par préoccupation. Enfin, et en conscience, je leur eusse plutôt ordonné de l'ellébore que de la ciguë (car ils me parurent fous plutôt que coupables)... Après tout, c'est mettre ses conjectures à bien haut prix que d'en faire cuire un homme tout vif ».

La folie est de tous les temps. Chaque époque dut avoir ses fous, vraisemblablement ses fous atteints des mêmes formes de folie que celles que nous observons aujourd'hui. Pourtant le Moyen-Age fut l'époque — historique connue —

où existèrent en plus grand nombre les épidémies de folie. Des villages entiers, des contrées entières furent à certains moments infestés de folies semblables, comme si le même délire avait obscurci, tel un nuage étendu, toutes les raisons de la localité. Les femmes principalement étaient atteintes par cette contagion d'une extrême rapidité; mais les hommes n'en restaient pas toujours exempts. Ce que l'on connaît de ces folies, au long des comptes-rendus des jugements des tribunaux ecclésiastiques ou laïques fait penser que la plupart des aliénés contagionnés étaient des névropathes, imitant inconsciemment la folie, — qui prenait les apparences de sorcellerie, — d'un aliéné chronique, habitant la localité ou de passage en celle-ci. Quant aux origines de cette névropathie, qui s'infectait si rapidement du délire d'un seul, il la faut rechercher dans la dégénérescence propre à certains pays, situés hors des grandes voies de passage, et dont les habitants, sans cesse mariés entre eux, voyaient dégénérer leur race.

Mais il semble aussi qu'une autre cause, morale, celle-là, puisse expliquer telle prédominence d'épidémies. Le moyen-âge, période agitée s'il en fut, a été avant tout l'époque de la peur collective. Une longue terreur s'étend sur tous ces siècles qui débutent par l'invasion des barbares. les guerres Germano-Romaines, puis inter-Germaniques, la venue des Normands par le nord, celle des Huns par l'est, celle des Sarrazins par le sud, les guerres intestines survenues lors des bizarres partages de territoires entre les descendants de Clovis et ceux de Charlemagne. Les razzias d'Auvergne et d'Aquitaine, puis la guerre endémique entre seigneurs voisins. L'an mille. Les croisades, élan extraordinaire de piété, mêlant dans un but élevé des bandes de soldats improvisés terribles sur leur passage. Les affres d'un long siècle de guerre étrangère à laquelle partout se mêle la guerre civile. Les guerres de religion. La misère, la peste, la lèpre. Tous ces maux constamment suspendus sur la tête d'un peuple entier, épouvantables surtout aux paysans, tous ces maux à qui une ignorance profonde, extrême, surtout dans les villages, prête une apparence d'origine divine, de malédiction divine, d'abandon divin. Dans ce grand pays où les intérêts divers tendent à éloigner les hommes les uns des autres, une impression profonde est partout ressentie, un lien commun les unit tous : *La peur*. Les hommes se sont habitués à avoir peur en commun. La peur vide en un instant un village dont les habitants vont vivre dans les forêts. La peur rejette en un instant tous les gens du bourg au Château-fort. La peur anime en commun tous les paysans contre un ennemi improvisé ou imaginaire, contre les juifs empoisonneurs des fontaines, contre les lépreux. Ainsi la peur collective a-t-elle habitué les gens à sentir en commun.

Et c'est aussi collectivement qu'ils ressentent la terreur divine. Et c'est ainsi qu'ils délirent collectivement. A ce point de vue, l'époque qui s'étend entre les XIIe et XVIe siècle fut des plus riches en épidémies de folie. C'est aussi l'époque d'or des procès de sorcellerie. Etaient considérés comme sorciers tous ceux qui, sous l'empire d'une idée fixe, d'une hallucination, ou se vantaient d'assister à des sabbats irréels, ou s'attribuaient une puissance imaginaire. De même, étaient sorciers les *loups-garous*. Le loup-garou s'imaginait d'être couvert de poils, avoir pour armes des griffes et des dents redoutables, avoir déchiré dans la course nocturne des hommes, des bêtes, et surtout des enfants. Tous les sorciers étaient brulés, en bloc. A la fin du XVIe siècle, les condamnations sont nombreuses : en Alsace (1541) à Cologne (1564) en Savoie (1574) à Toulouse (1577) en Lorraine (1580) dans le Jura et dans le Brandebourg (1590) en Béarn (1605). Celles-ci sont les dernières exécutions collectives, du moins en France.

Pourtant, jusqu'au milieu du XVIIIe on brûla des sorciers mais un à un. L'on croyait toujours à l'origine divine de la folie, mais celle-ci ne sévissait qu'à l'état isolé. C'est encore ici qu'il est possible de faire intervenir la notion de la peur collective. La peur en effet n'existe plus, à l'état endémique. Il y a toujours des guerres, mais pour la plupart, elles se passent en dehors du territoire, et le passage des armées sème moins de terreur, parce qu'elles sont mieux dirigées. Il n'y a pas de guerres civiles. La misère est toujours grande, mais moins affreuse et moins générale. Il y a toujours des épidémies de maladies infectieuses, mais elles sont plus distantes et plus localisées. Une véritable police s'est organisée dans ce royaume appartenant, enfin, à un seul roi, et sa présence rassure. On a moins peur.

On est toujours aussi croyant, mais un autre élément de puissance, sinon de vénération, vient contrebalancer dans les esprits la puissance divine. C'est le Roi. En vérité, aucun pays ne fut aussi complètement royaliste qu'au temps de Louis XIV. Un rayonnement exceptionnel s'étendait de Versailles sur tout le pays qui, fors les impôts et les guerres extérieures, vivait en paix. Les exemples manquent en ce temps de piètre science médicale, il est pourtant vraisemblable qu'il y eut à cette époque des cas de folie où les idées de grandeurs mystique étaient remplacées par des idées de grandeur royale.

D'ailleurs quoique marchant à pas lents, la science faisait quelques progrès. Harvey n'avait-il pas découvert la circulation du sang ? On commence, sinon à considérer la folie comme une *maladie*, du moins à lui ouvrir certains hôpitaux. Au XVIIe siècle les hôpitaux généraux étaient organisés, et une partie de chacun d'eux était réservée aux aliénés dangereux. En 1660, un arrêt du parlement de Paris ordonnait de recevoir les fous à l'Hôtel-Dieu. On les recevait, à la même époque, aux Petites-Maisons, à Charenton, à Bicêtre et à la Salpétrière. Néanmoins, quantité de fous étaient alors jetés en prison et traités en criminels.

Le *traitement* des aliénés n'existait d'ailleurs pas : c'était pure séquestration en cachot avec fers. Au préjugé de l'origine surnaturelle s'ajoute ici le préjugé du danger que présentent les aliénés.

A ce titre, nous serions tenté de terminer ici notre chapitre du premier préjugé; origine surnaturelle de la folie, quitte à reprendre à cette époque notre chapitre V.

Mais ce préjugé à laissé des souvenirs. Bien des gens parmi les plus pieux ou parmi les plus ignorants croient encore à l'origine surnaturelle de la folie. Les uns y croient entièrement, et contre la folie des leurs, usent prières, vœux et pélerinages, réclamant en surplus des exorcismes que l'Église à le plus souvent la sagesse de refuser. D'autres se refusent à voir en la folie autre chose qu'une maladie de l'âme, entièrement distincte des maladies du corps.

Toutefois, à l'heure actuelle, les progrès de la science et de l'instruction aidant, ce préjugé est parmi les moins à craindre au sujet des conséquences qu'il peut avoir pour l'aliéné. A peine peut-t-il empêcher les familles qui le partagent de faire donner, en temps utile, à leur parent aliéné, les soins qui lui conviennent. Il n'est plus capable d'entraîner les terribles conséquences qu'il eût en des temps d'ignorance complète, maintenant bien éloignés de nous.

CHAPITRE II

2e préjugé. — L'aspect extérieur des fous.

C'est un de ceux que j'ai partagés le plus complètement. Avant qu'il me soit donné de visiter un asile d'aliénés, j'étais imbue de l'erreur commune. Je m'imaginais un cercle de l'enfer du Dante, plein de cris et de trépignements. L'idée de la folie ne se présentait pas à moi sans l'ensemble symbolique de ses grelots, et je ne pouvais la concevoir sans tapage, incohérence, hurlements, extravagances et contorsions. En un mot, seul le côté pittoresque de la folie, sa mascarade, m'apparaissait. Ensor à fait jaillir du fond de son délire des figures de fous qui ressemblent assez à l'idée que je m'en faisais alors; et cette idée est celle qu'on s'en fait dans le monde.

Ah ! certes, le spectacle n'est pas si varié ni si pittoresque, sauf de rares exceptions, on ne voit dans les asiles que des gens calmes. Dans les jardins bien entretenus on est coudoyé par des gens qui sont propres, et qui ratissent et bêchent, ou vont aux provisions : ce sont des internés. Des bains il sort une douzaine d'hommes calmes et dociles, qui rentrent tranquillement dans leur quartier d'asile, en suivant leurs gardiens. Beaucoups nous saluent au passage : ce sont des internés. On entre dans un quartier. Des hommes se promènent dans la cour adjacente, les uns marchent vite, d'autres lentement. La plupart s'approchent de nous, le béret à la main, sans plus de curiosité que n'en auraient des collégiens lors d'une visite imprévue. Quelques-uns s'arrêtent de jouer aux cartes ou aux dominos. Quelques-uns disent : « Bonjour, Madame », cordialement : ce sont des internés. Nous causons avec plusieurs. Ils demandent leurs sortie. Mais ils la demandent posément, donnant de bonnes raison : revoir leurs enfants, reprendre leur travail. L'un d'entre eux apporte un dessin, original, certes, mais joli. Un autre dit au docteur qui nous accompagne : « J'ai bientôt fini la copie dont vous m'avez chargé. » Un autre s'empresse : « Monsieur D... est dans la cour voulez-vous que j'aille le chercher ? » Monsieur D... est le gardien chargé du laboratoire. Il arrive suivi de deux hommes qui, avec des précautions infinies portent un épileptique qui vient de tomber : ce sont des internés.

Et presque jusqu'aux lèvres vient cette question que, sauf indiscrétion, on adresserait au médecin : « Avez-vous beaucoup de séquestrations arbitraires ? »

C'est vrai, l'impression ressentie est telle que l'on se sent déçu, comme vexé, ainsi que si quelque chose vous était caché. Le spectacle pour lequel on avait aiguisé sa curiosité, le spectacle dont on avait par avance craint qu'il vous donne le cauchemar, est banal au plus haut point. On descend du haut d'illusions longtemps conservées.

Il est vrai qu'une lueur d'espoir vient quand le médecin nous dit : « Ce sont les tranquilles. » A la bonne heure ! Ce sont les tranquilles. Nous passons dans un autre quartier.

Nous sommes escortée de gardiens, comme une prisonnière de guerre, entre quatre hommes et un... lieutenant, si j'en crois les deux galons d'or qui ornent son képi. Ce surcroit de précaution fait battre le cœur, par avance, Effectivement il semble que l'on entend un bruit confus, qui se tait dès que nous entrons. Nous sommes entourés plus vite, moi et mon escorte, mais par des hommes polis, le béret à la main, plus indiscrets peut-être dans leur curiosité : « Bonjour madame ».

L'un chante sur l'air des lampions : « ma sortie, ma sortie. » Un autre demande du tabac d'un air désolé. Si loin que se portent mes yeux! Je ne vois aucune excentricité acrobatique. Nous entrons aux quartier : La porte grillagée se referme, et, au travers nous voyons les malades se répandre dans la cour, lentement, ou vite, et le bruit confus, reprend, qui n'a rien d'effrayant. « Ce sont les agités, nous dit le Docteur.

— Ici ?

— Oui, madame !

— Et les cachots ?

— Les cachots ?

— Les cellules, voulais-je dire.

— Ah ! Eh bien, madame, nous allons vous les montrer.

— Il n'y a pas de danger ?

— Pas l'ombre, madame ! Elle sont vides. »

De ce coup, nous sommes assommée. Ah ! les illusions, comme il est quelquefois ennuyeux de les perdre, quel bizarre et décevante antipathie entre le rêve et la réalité. On enjolive sa vie de suppositions pittoresques et variées, on échafaude, avec les on-dits, avec les racontars, voire avec les romans, une image chatoyante des choses, on se fait des histoires de féeries, grandes ou terribles, dont on a d'avance presque plus peur qu'envie, on s'apprête aux plus belles comme aux pires choses, on aguerrit ses nerfs, on se promet d'être courageuse et forte, on s'habitue au frisson en frissonnant d'avance...

Et la réalité! Ah! la réalité!...

Nous nous sommes assise dans le cabinet du médecin, au retour de cette visite, et, avec un accent de reproche dans la voix nous avons dit : « Et les furieux! docteur, les furieux!

— Madame, répondit-il, il n'y a pas de furieux, ou du moins ce n'est qu'exceptionnellement que nous en voyons dans les asiles. Les furieux sont un souvenir ancien, très ancien même, les fous ont cessé d'être furieux lorsque Pinel eut fait tomber leurs fers et remplacé par l'hygiène et la douceur les mauvais traitements et la cœrcition. Autrefois, certes, l'épouvantable vie que menaient les aliénés, déterminait chez eux des accès de fureur qui n'étaient que trop motivés. Songez y madame. Ils étaient chargés de chaînes, nus ou à peine vêtus dans le fond de cachots, et une nourriture infecte leur était parcimonieusement mesurée. Quelques-uns, dans des cages à claire-voie, servaient de spectacle amusant à la foule, qui ne se faisait pas faute de les exciter, comme au jardin des plantes on excite les singes, malgré la défense qui en est faite par voie d'affiche. En Angleterre, au XVIe siècle, on montrait ainsi 135 aliénés enfermés dans des cages, et l'entrée ne coûtait que *two pence,* et produisait pourtant. bon an mal an, une dizaine de mille francs. D'autres étaient garrottés sur des fauteuils de force, et les geôliers de ces époques étaient armés de nerfs de bœuf, pour se défendre, assurait-on. Mais, Madame, cet autrefois remonte au commencement du siècle dernier.

Actuellement, il n'y a plus de furieux, si ce n'est exceptionnellement, et leur fureur tombe vite, en général, avec un traitement approprié, qui est le repos au lit, joint au régime lacté. Aussi avez-vous pu voir quelle tranquillité règne partout. Elle est fille de la discipline et de l'hygiène, de la douceur et de la liberté laissée aux aliénés, dans leurs mouvements, sinon dans la vie. Les quartiers que vous avez vus vous ont, je pense, donné à ce sujet une assez bonne impression.

Vous en auriez recueilli une meilleure encore si vous aviez pu voir tous ceux qui travaillent à l'intérieur de l'asile. Le potager est rempli d'internés qui bêchent, sarclent et ratissent, et pourvoient, en partie, aux besoins de l'asile. Dans les ateliers de menuiserie, de peinture, de serrurerie, de tailleur, de cordonnerie, dans la buanderie, dans les écuries, dans la chaufferie, presque tout le travail est fait par des internés, surveillés par un chef d'atelier, et ces aliénés sont souvent moins difficiles à diriger que pas mal d'ouvriers. A l'intérieur des quartiers même, le balayage, le récurage, la vaisselle sont faits en grande partie par les internés que l'on ne peut encore envoyer aux ateliers. A tous ces travailleurs revient un petit pécule dont ils ont libre disposition. L'un d'eux, qui thésaurise, n'a pas bien loin de six cents francs, et il ne gagne que vingt centimes par jour.

La vie d'un asile est ainsi parfaitement tranquille, et cette tranquillité, est un grand bien pour les malades. Couchés à des heures fixes, ils ont neuf heures de sommeil, puis se lèvent, régulièrement. Ils déjeunent et dînent à des heures régulières. Entre les repas, ils tuent le temps comme ils veulent, se récréant souvent par le jeu, plus souvent encore par le travail. Le travail, madame, c'est la chose qu'ils demandent le plus, après la sortie. Et il est souvent dommage de ne pouvoir pas les occuper, parce que les ateliers sont pleins.

Si j'osais empiéter sur l'avenir, madame, je vous décrirais les annexes des asiles, telles qu'il faudra bien qu'elles se construisent. Je vous montrerais, à côté, mais en dehors de l'asile, des ateliers plus grands, bien organisés, où l'aliéné serait plus libre et mieux remunéré de son travail, où il ferait, à l'abri des tentations, ses économies pour le moment de sa sortie. Le travail serait certes pour eux le meilleur moyen de traitement, parce qu'ils travailleraient entre eux, saufs des railleries et des surmenages, et qu'à la fin de la journée ils n'auraient ni l'embuscade du cabaret, ni les soucis de la vie entièrement libre. Les produits de leur travail serviraient à fonder des institutions d'assistance pour eux, pour les vieillards et pour les enfants. Si bien que de même que le soir ils ont souper et gîte, de même à leur sortie ils auraient les moyens d'attendre que le travail en société vienne leur assurer leur existence. Si bien qu'ils auraient leur vieillesse assurée, aussi bien la leur que celle des ouvriers pauvres.

Et je vous montrerais aussi les espaces larges et appropriés, où, par le sport bien compris, ils pourraient fortifier leur corps, et s'assurer, avant le sommeil, la bonne et saine lassitude que ne pourraient leur donner tous les hypnotiques du monde. Ainsi auprès du travail, mettrions-nous la distraction saine, la seule qui devrait être ouverte aux désirs des jeunes gens qui seront les hommes qui nous suivront dans la carrière.

Et pour les aliénées femmes... Mais au fait : que je vous en parle.

Madame, le côté des femmes est certes plus bruyant que celui que vous avez vu. Il est aussi bien plus pittoresque en raison des écarts entre les beautés et les laideurs, beaucoup plus marqués dans votre sexe, madame, que dans le nôtre. Ce qu'il est, surtout, c'est théâtral, et vraiment ce qualificatif convient particulièrement à cette réunion de femmes, aliénées, mais ayant toujours conservé de leur sexe, le désir instinctif d'attirer l'attention. Et certes, quoiqu'il soit ici *d'uniforme*, le costume féminin se prête bien à cette recherche de l'attention.

Il est très certain, madame, que vous auriez eu de la folie chez les femmes, une idée fausse en visitant des quartiers d'aliénées. Elles auraient *posé* devant vous, plus ou moins. Les unes auraient crié plus haut, d'autres auraient pris des attitudes qu'elles n'ont pas d'habitude, d'autres auraient rendu leur visage intéressant en dénouant leurs cheveux, tandis que d'autres auraient arrangé les plis de leur robe par une instinctive coquetterie. Vous auriez vu des bouches souriantes par politesse conventionnelle ou méchantes par envie momentanée, et vous auriez entendu des rires sans spontanéité et des pleurs de commande.

Et réalité, madame, elles vous auraient trompée.

Le médecin lui-même a de la peine à ne pas être égaré. Tous les aliénistes savent bien que les malades sont *plus excitées* quand passe la visite médicale. Et réellement les femmes ne sont *elles-mêmes*, dans les asiles, que quand elles sont entre elles, à l'abri de tout regard inaccoutumé ou magistral.

Alors, madame, cinq quartiers sur six sont tranquilles. Dans le premier on travaille : atelier de couture. Dans le deuxième on travaille moins ou on se promène dans la cour. Dans le troisième on ne travaille pas, c'est l'infirmerie : il contient surtout des mélancoliques : c'est un quartier tranquille; le quatrième est aussi tranquille : gâteuses et démentes ; on n'y travaille naturellement pas. Dans le cinquième, il y a bien quelques criardes, il n'y a guère de travail : ce quartier est celui des demi-agitées ; avec une bonne sélection, on arrive à le rendre à peu près tranquille. Quand au sixième, celui des agitées, il est bruyant, infiniment plus que son homologue du côté des hommes; mais, soyez en certaine, il n'y a absolument pas de formes acrobatiques de la folie.

Si vous pouviez, madame, sans être aperçue, regarder ainsi des quartiers d'aliénées, vous seriez convaincue que beaucoup d'entre elles ne sont pas folles. Ce serait d'ailleurs une erreur: un asile public contient quelques convalescentes; mais jamais de séquestrées arbitrairement; la plupart de ces « tranquilles » sont bien folles, leur folie est calme, voilà tout. Elles sont incapables de mener la vie de société, en raison des dangers qu'elles feraient courir ou qu'elles courraient elles-mêmes. Elle sont donc internées à juste titre.

Mais l'asile tel qu'il existe est trop rigoureux pour un certain nombre d'entre elles. Elles pourraient s'occuper, — ainsi que je vous l'ai dit pour les hommes, — au dehors de l'asile, mais à côté de lui, dans des ateliers spéciaux de couture. Elles seraient mieux rémunérées que par le pécule insuffisant qu'on leur donne actuellement, et elle pourraient par les produits de leur travail, alimenter aussi des établissements d'assistance destinées à elles, aux vieillards, voire à leurs enfants, laissés si souvent à l'abandon lors de leur internement.

Et maintenant, madame que vous avez vu les fous tels qu'ils sont et la situation des fous telle qu'elle devrait être, oubliez des illusions qui avaient peut-être leur pittoresque, mais qui avaient aussi leur danger.

Leur danger... oui, madame. La méconnaissance des fous, et l'image dantesque qu'on s'en fait a pour résultat de détacher d'eux. En les supposant tellement anormaux, on est poussé à croire qu'ils ne font pas partie du genre humain, ou qu'ils ont cessé de lui appartenir. Le fou n'est pas considéré à proprement parler comme le fauve de chez Peson ou le singe de chez Corvi ; il est plutôt rangé dans la catégorie des *monstres*, des hommes troncs, des frères siamois et des hommes serpents, qui amusent la curiosité sans exciter la sympathie, ou la pitié, sœur douloureuse de celle-ci. Il semble d'une autre espèce. Il semble extra-humain. On n'a que curiosité pour ses gestes que l'on devine excessifs ou ses paroles, que l'on croit amusantes. On n'a nulle pitié pour le pauvre être, pour le pauvre homme diminué ou tombé, pour son triste esprit préoccupé et douloureux, pour ce *malade*.

Nous sommes tellement matériels, notre esprit semble tellement asservi à notre corps, nous avons telle horreur de la souffrance physique,

que nous conservons toute notre pitié pour les malades du corps. Pour ceux-là, de toute part se sont fondées des œuvres de bienfaisance — on ouvre des sanatoria, on consacre des plages à des tuberculeux ; les muets et les aveugles sont l'objet des soins d'œuvres admirables ; on panse sans espoir les plaies mortelles des cancéreux ; nulle horreur physique ne rebute. Nous sommes tellement habitués à nous considérer comme des corps.

Les aliénés, eux, n'éveillent ni sympathie ni pitié : de la peur, de la curiosité, de l'insouciance voisine du dédain, voilà ce que leur idée sollicite. On plaisante sur la folie : on a créé des mots railleurs pour désigner les fous, on fait des chansons humoristiques, aussi faibles par la rime que par la raison, et complètement fausses et en désaccord avec ce qu'est la folie. On ne plaisante pas ainsi sur la tuberculose ou sur le cancer.

Singulier privilège qu'à la folie, de ne solliciter que plaisanterie, curiosité, peur et dédain. D'autant plus singulier privilège qu'il va à l'encontre de ce qui est, de ce qu'il faudrait dire et répéter :

« Le fou est un malade. Pour lui il ne faut avoir que sympathie, tendresse et pitié ».

CHAPITRE III

3e préjugé. — La contagiosité de la folie.

La notion de la contagiosité des maladies est ancienne. L'empirisme seul l'établit pendant longtemps. Dans les fameuses épidémies de peste du moyen-âge, l'idée de contagion naissait facilement de l'effrayant spectacle des faits. La lèpre était l'objet d'une terreur constante et les précautions dont on entourait les lépreux indiquent assez combien l'on craignait d'en être contagionné. La découverte de l'Amérique amena un nouvel exemple de contagion, dont la nature fit grand bruit et grand mal.

Ce n'est que depuis les travaux de Pasteur que l'on sait à quoi s'en tenir sur les causes de la contagion des maladies générales : Les microbes, agents spécifiques des maladies, passent de l'individu malade à l'individu sain par les objets touchés, les vêtements, l'air, l'eau. Le microbe, être infiniment petit, invisible, sauf aux plus fort grossissements, pénétrant par la peau, les muqueuses, les poumons, le tube digestif et allant faire son œuvre néfaste dans tel point de l'organisme pour lequel il a une prédilection.

Hors le microbe, pas de contagion.

La folie ne paraît pas être d'origine microbienne. On observe, il est vrai, des troubles mentaux au cours des maladies infectieuses graves, dues à des microbes : la fièvre typhoïde, la scarlatine, la variole, la malaria, etc... Mais ces troubles mentaux, d'ailleurs passagers, sont dus uniquement à la fièvre ou à l'affaiblissement de l'organisme. D'autres maladies mentales, la paralysie générale en particulier, sont très probablement dues à des microbes, ayant pénétré dans l'organisme par les muqueuses, longtemps auparavant, et ayant causé des maladies infectieuses de longue durée dont les maladies mentales ne sont qu'en épisode qui n'arrive pas fatalement chez tous. D'autres microbes peuvent envahir le cerveau et ses membranes et provoquer des troubles mentaux, dans le cas de méningite, par exemple. Mais ces microbes produisent des effets mortels en quelques jours.

Ce que l'on n'a pas encore observé, c'est un microbe agissant directement et uniquement sur le cerveau et produisant des troubles psychiques d'une certaine durée.

Est-ce à dire qu'assurément il n'en existe pas ? Ce serait aller trop loin que de le prétendre.

En état actuel de la science, on ne saurait l'affirmer. On peut dire seulement qu'on n'en a pas trouvé. En tous cas, il est possible de dire que s'il en existe, ils ne semblent pas transmissibles, parce que, empiriquement, on n'observe pas de folies contagieuses.

Entendons-nous bien dès l'abord : on n'observe jamais de contagion de folie survenue chez un individu qui s'est trouvé en contact, aussi intime qu'on puisse le supposer, avec un aliéné, si ce contact a été de courte durée;

non plus que l'on ne trouve de contagion survenue chez un individu entièrement sain, non prédisposé à la folie, qui a été en contact aussi intime avec un aliéné, quelle qu'ait été la durée de ce contact;

il est aussi tout à fait impossible qu'une contagion de folie puisse provenir de l'habitation dans un logement antérieurement habité par un fou, ou du contact d'objets ou de vêtements lui ayant appartenu;

et il est tout à fait ridicule de parler de la contagion de la folie survenant dans les établissements ou l'on renferme des fous, et atteignant les infirmiers chargés de les garder et les médecins chargés de les soigner.

Il y a pourtant eu des épidémies de folie au moyen-âge, et il y a encore des cas — isolés — de contagion de la folie. Mais ici le terme contagion prend en tout autre sens que celui que lui ont donné les travaux de Pasteur. Il a le sens qu'il avait empiriquement autrefois, alors qu'il indiquait simplement la constatation d'un fait, en toute ignorance de sa cause. La contagion mentale résulte d'une autre cause que l'infection microbienne.

Elle résulte de la prédisposition du terrain mental.

On s'accorde à reconnaître une grande importance au facteur hérédité dans la genèse des maladies mentales. L'hérédité, c'est le don ancestral — si les ancêtres étaient sains et vigoureux, leur enfant naît sain et vigoureux, non prédisposé aux maladies mentales.

Mais si les ancêtres étaient maladifs, aliénés ou névropathes eux-mêmes, ou bien s'ils étaient alcooliques, ou s'ils étaient âgés, ou s'ils étaient consanguins, ou s'ils étaient atteints d'une maladie infectieuse a longue évolution, ou s'ils étaient arthritiques;

ces causes existant isolément ou étant plus ou moins associées entre elles;

il est alors possible que l'enfant naisse moins résistant, moins viable, cérébralement moins fort et vigoureux, prédisposé aux *maladies mentales.*

Cette prédisposition du terrain aux maladies mentales peut se montrer dès la jeunesse, ou se révéler seulement tardivement. Dans le premier cas, l'intelligence reste faible : faiblesse de jugement, de raisonnement, de logique, de volonté surtout. Dans le second cas, on voit dès l'enfance et la jeunesse s'établir des anomalies de caractère, des bizarreries d'instincts et de tendances, sans que l'intelligence à proprement parler soit lésée.

Une autre cause que l'hérédité peut préparer l'esprit aux contagions mentales. C'est l'affaiblissement intellectuel. Celui-ci résulte de l'appauvrissement acquis de l'intelligence. Il est dû aux excès, aux surmenage, aux maladies, à l'alcoolisme, à la vieillesse. Il paraît plus ou moins précocement selon ce que fut l'hygiène générale et mentale du sujet.

C'est sur ces terrains héréditairement prédisposés, ou affaiblis pendant l'existence, que germeront avec le plus de facilité les délires étrangers.

Mais, ainsi que nous l'a dit le Dr A. Marie, pour que cette germination puisse se faire, certaines conditions sont indispensables :

D'abord et avant tout l'intimité; la cohabitation, la vie commune. La contagion se fait lentement, progressivement, par suggestion inconsciente et prolongée; il exige tous les instants du sujet qui va se contagionner, de façon qu'il ne pénètre dans son esprit que le minimum des idées étrangères au délire.

Ensuite, une intelligence plus grande du sujet primitivement atteint, qui délire le premier. Plus l'intelligence du second sera faible, plus il sera facile à contagionner, plus l'intelligence du premier sera supérieure, plus son délire se fera vraisemblable, et mieux il s'infiltrera.

En troisième lieu, il faut qu'il n'existe pas entre le délirant intelligent et le faible d'esprit, une personne saine, plus intelligente que le délirant et qui, vivant dans l'intimité absolue de ses deux personnes, vienne contrebalancer l'influence délirante.

Enfin il ne faut pas que les deux délirants soient séparés, sinon le sujet contagionné renonce plus ou moins vite à son délire, qui n'est plus entretenu par l'influence primitive.

Dans ces conditions, la contagion mentale s'opère. Elle se présente surtout parmi les membres d'une même famille : de père à enfant, de frère à sœur, d'enfants aux parents, entre collatéraux vivant sous le même toit. Dans une statistique de Pronier, sur 104 cas observés de folie à deux ou à plusieurs personnages, comprenant 117 délirants passifs, 92 remplissaient les conditions que nous avons indiquées. Naturellement on voit ici apparaître la cause de cette contagion dans la dégénérescence héréditaire : Les parents ont des enfants dégénérés, prédisposés, et les contagionnement ensuite.

Dans les 12 cas restants, certains touchaient à la fois le mari et la femme. Assurément ces cas sont beaucoup plus rares.

D'autres cas de contagion mentale, furent observés de maître à élèves, entre amis. Ces cas sont très rares, puisque en bloc on n'en observa que quatre sur 104 cas.

Les délires que les aliénistes ont le plus souvent observé dans ces cas sont le délire de persécution, le délire mystique, puis le délire mélancolique, puis le délire de grandeur. Tantôt le délirant qui contagionne l'autre a des hallucinations, tantôt il n'en a pas. En général, le contagionné n'est pas halluciné ; il délire d'après les hallucinations que lui raconte le premier. La forme la plus fréquente est le délire des persécutés — persécuteurs, qui se comporte pas d'hallucination, mais se base sur des interprétations délirantes. En général bien construits avec des éléments aisément constatables et intéressant directement les personnes de la famille, ce délire est d'autant plus vraisemblable que les réactions persécutrices qui viennent de la personne délirante en entraînent d'autres, aisément constatables, de la part des personnes visées par ces réactions. A la fin, on ne sait plus exactement ce qui est réel et ce qui est imaginaire dans ces délires, et l'internement de celui qu'ils atteignent semble être une séquestration arbitraire, tellement ces délires paraissent vraisemblables à tous.

Hormi ces cas, très localisés, comme on le voit, on observe d'autres cas de contagion mentale, survenant uniquement chez des névropathes. Les névropathes sont des malades chez qui s'opère une véritable déséquilibration mentale, les rendant aussi bien capables d'agir inconsciemment que consciemment, c'est-à-dire retirant à certains de leurs actes le contrôle de leur libre arbitre et de leur jugement. Le mécanisme d'après lequel s'opèrent ces actes est alors l'imitation, mais l'imitation inconsciente : la mémoire de ces névropathes enregistre les actes vus et lorsque les malades les reproduisent c'est, sans le contrôle du jugement, de la volonté et de la conscience. La brusquerie dans l'apparition des symptômes, leur rapport direct avec le spectacle ou indique bien leur nature.

C'étaient de tels sujets qui fournissaient l'énorme contingent des épidémies de folies du moyen-âge. C'est encore de tels sujets qui présentent des exemples de contagions extra-rapides. Dans les cas d'autrefois comme dans les cas d'aujourd'hui, les formes de folie *imitées* sont des folies impressionnantes, celles où l'on voit le spectacle le plus net de la folie, l'agitation exhubérante ou l'excessive tristesse, ou bien les crises de nerfs dont l'étrangeté et la violence effrayent. Les malades atteints de ces folies ou bien parlent sans cesse, la voix enrouée, rient, chantent, se lèvent, s'agitent en gestes incessants, ou bien se tiennent immobiles la figure triste, pleurent, se lamentent, produisant une expression de tristesse intense. Une personne névropathe, témoin de tels accès, peut en ressentir une impression telle qu'immédiatement elle les imite, d'une façon plus ou moins exacte, mais d'autant plus exacte et d'autant plus rapide que l'accès était plus impressionnant.

Il est possible de rapprocher ces contagions par imitation rapide de crises de folie de ce que l'un observe parfois chez les enfants qui imitent inconsciemment les tics de leurs petits camarades. De nature analogue sont aussi le bâillement provoqué par une personne qui baîlle et le fait qu'en marchant avec un boiteux on imite inconsciemment sa démarche. Ces comparaisons indiquent assez combien ces crises imitées le sont inconsciemment.

D'après les statistiques, les femmes sont beaucoup plus que les hommes sujettes à de telles crises imitées. La maladie qui en résulte est d'une durée plus ou moins longue, mais en général courte et curable. Le danger tient surtout à ce fait que, une fois le plis pris, les accès semblables peuvent se reproduire, sans aucun nouveau spectacle analogue, à l'occasion d'un chagrin, d'une querelle, d'une cause occasionnelle quelconque, même peu importante.

On le voit : imitation ici, suggestion lente là, tels sont les mécanismes de la contagion mentale. Ces cas sont bien spéciaux, ne surviennent que chez des prédisposés et des névropathes, et sont somme toutes assez rares. Il est bon de les connaître pour éviter aux névropathes le spectacle impressionnant qu'elles pourraient imiter, et pour, autant que possible, ne pas laisser les faibles d'esprit en contact prolongé avec les délirants actifs. Mais en dehors de ces cas, il est ridicule de croire et de dire que, pour un sujet sain, il existe des possibilités de contagion de la folie.

CHAPITRE IV

4e préjugé. — L'incurabilité de la folie.

Ce préjugé date de loin. Il est contemporain des époques où on considérait la folie comme une maladie de l'esprit, entièrement distincte des maladies du corps. Un grand nombre de folies évoluent sans fièvre, sans souffrances physiques, sans les signes que l'on est accoutumé à rencontrer dans les maladies du corps, et dont la disparition amène la guérison. Il semblait impossible qu'une union existât entre la folie et les maladies corporelles. Et on était aussi accoutumé à considérer l'intelligence comme un don trop supérieur pour penser que son altération put jamais disparaître.

Lorsqu'à la fin du XVIIIe siècle, Pinel voit dans la folie une maladie non distincte entièrement des autres, mais rattachable, au contraire, dans bien des cas, a des affections corporelles ou cérébrales ; la notion de curabilité de la folie ne se pose pas d'emblée. Elle a mis son temps à s'imposer à l'esprit des psychiâtres, au fur et à mesure des progrès de la psychiatrie.

Songez à ce qu'était l'état de la science psychiatrique à la fin du XVIIIe siècle : abstraction faites des quelques travaux des anciens et des arabes, il n'y a rien. Bien plus, l'admiration exclusive et la fidéle croyance aux idées d'Hippocrate avait amené une confusion singulière, tenant aux interprétations doctrinaires différentes. La pshychiatrie commença d'abord par adoucir le sort des aliénés, puis construisit, en se servant des apparences que prenait la folie dans ses différentes formes, une classification trop simpliste.

Pinel admit et décrivit quatre espèces de folie : La *manie*, la *mélancolie*, *la démence* et l'*idiotie*.

La manie, c'est l'agitation générale et intellectuelle. Le maniaque, c'est l'agité bruyant, exhubérant, qui ne dort qu'à peine, sans fatigue se livre à mille exentricités, et par moments réagit par la violence. Pinel en fait un tableau remarquable, mais range dans la manie, non seulement la manie pure, mais tous les états maniaques survenant dans des maladies maintenant reconnues et classées, et dont il n'avait pas notion. Comme certaines de ces maladies sont incurables, une confusion s'établissait d'emblée tendant à faire de la manie une affection incurable, alors qu'en réalité nombre de ses accès sont transitoires et ne laissent pas, après leur guérison, de troubles dans l'intégrité de l'intelligence.

La mélancolie, c'est la dépression générale et intellectuelle. Le mélancolique, c'est le déprimé, pleurard, triste, immobile, renfermé en lui-même. A la mélancolie pure — qui, elle, est souvent transitoire, Pinel mêle tous les états mélancoliques, actuellement rattachés à leurs maladies causales qui, elles, sont souvent incurables. Et de cette confusion résulte pour la mélancolie, comme d'autres part pour la manie, la notion de son incurabilité.

La démence et l'idiotie sont des états dans lesquels l'intelligence est nulle ou presque nulle. Le dément à perdu l'intelligence et l'idiot n'en à jamais possédé. Selon la belle phrase d'Esquirol, « L'homme en démence est privé des biens dont il jouissait autrefois ; c'est un riche devenu pauvre ; l'idiot à toujours été dans l'infortune et dans la misère. » Ces deux affections mentales sont incurables, mais il s'y est trouvé englobé des maladies curables comme la stupeur mélancolique.

C'est ainsi que la notion d'incurabilité des maladies mentales se confirmait. Les guérisons reconnues passaient pour des choses exceptionnelles au sujet desquelles il ne fallait point s'étendre trop longuement, une certaine incertitude inquiète persistant sur leur nature, et l'on n'osaient les admettre complètement, faute d'avoir pu les prévoir par un diagnostic entièrement exact.

La même incertitude à ce sujet perce dans les prescriptions de la loi de 1838 concernant les aliénés. Cette loi reconnaît bien les guérisons, puisqu'elle prévoit et ordonnance les sorties; mais elle semble ne compter sur elles qu'à titre exceptionnel, puisqu'elle ne songe pas à prendre les précautions nécessaires pour organiser le traitement des aliénés pendant leur convalescence. Cette lacune indique assez l'opinion générale, et même médicale de cette époque.

L'opinion médicale s'est bien modifiée depuis, avec les progrès de la psychiâtrie. Elle reconnaît qu'il y a des folies incurables, et même que la majeure partie des malades internés dans les asiles sont atteints de folies incurables mais elle décrit aussi des folies curables en plus petit nombre, certes, mais en nombre pourtant imposant.

A ce titre, elle permet d'établir le tableau suivant que nous devons à l'obligance du Dr Marie de Villejuif.

MALADIES INCURABLES	MALADIES CURABLES	MALADIES INTERMITTENTES
Idiotie. Imbécillité. Crétinisme. Manie chronique. Mélancolie chronique. Confusion mentale chronique ou demence précoce. Délire chronique. Délire raisonnant. Délire d'inférence. Démence organique. Paralysie générale. Mélancolie présénile. Démence sénile.	Manie aiguë. Mélancolie aiguë. Confusion mentale. aiguë. Délires transitoires des débiles et des dégénérés. Psychoses exotoxiques (alcoolisme, saturnisme, morphinisme, etc.) Psychoses aiguës auto-toxiques. Psychoses infectieuses. Délires transitoires au cours des nevroses.	Manie cyclique. Mélancolie cyclique. Folie a double forme ou folie maniaque dépressive

Nous voyons donc qu'il existe un certain nombre de folies curables. L'étude des signes de leur convalescence a été faite avec beaucoup de soin par le Dr Bouffard. Connaître les convalescences, c'est prévoir les guérisons et asseoir définitivement la notion de la curabilité de ces maladies. L'étude des convalescences permet en outre de connaître l'avenir mental des aliénés guéris qui reprennent leur place dans la société, et de pourvoir par avance à ce dont ils auront besoin pour éviter les rechutes et la transformation en maladies chroniques. A ce point de vue nous avons jugé utile des résumer ici les connaissances acquises au sujet des convalescences.

Du nombre des maladies mentales curables sont la manie et la mélancolie, dont nous avons déjà parlé dans notre chapitre II. Les aliénistes ont constaté que ces maladies étaient plus fréquentes chez les femmes que chez les hommes, surtout la mélancolie. Ces deux sortes de folie, dont les apparences sont tout à fait opposées, l'une consistant en une agitation exhubérante et l'autre en une dépression immobile, la première ayant des allures joyeuses et la seconde des allures tristes, sont pourtant voisines l'une de l'autre et l'on ne peut les rencontrer successivement chez le même malade, constituant la même folie intermittente. Mais dans d'autres cas l'accès de manie ou de mélancolie paraissent seuls. Voici comment la convalescence se manifeste chez eux.

A. — Le mélancolique qui entre en convalescence sort progressivement de sa dépression. Petit à petit l'idée fixe désolante (de ruine, de culpabilité, de damnation), qui dominait son esprit s'apaise. La convalescence commence. Elle comporte des signes physiques et des signes psychiques.

Les signes physiques sont : d'abord le retour du sommeil. Les malades que la fixité de leurs idées tristes, l'anxiété avaient longtemps privés de sommeil, commencent à dormir; ce sommeil est moins encombré de cauchemars, il est plus long et plus profond. Aussi repose-t-il mieux le malade qui, au réveil, a le teint plus frais. Cette fraîcheur du teint, jointe à l'animation plus grande des traits et des regards, s'accompagne progressivement d'un embonpoint marqué du visage.

L'expression est moins triste, les regards plus vifs, et les lèvres sourient, le corps reprend de l'embonpoint; cela est surtout remarquable et plus évident chez les femmes. Cet embonpoint dépend d'un autre symptôme physique : le mélancolique convalescent commence à mieux manger. L'appétit se régularise. La respiration, qui était ralentie dans la mélancolie aiguë ou stupide, revient à la normale, ainsi que dans la mélancolie anxieuse, où elle était « irrégulière, tremblante et accélérée » (Régis). Le pouls redevient normal comme nombre et comme régularité, la température redevient normale. On voit disparaître la teinte bleuâtre des extrémités des doigts qu'on remarque surtout dans les formes stupides. La sensibilité du corps, qui était diminuée pendant l'accès, redevient ce qu'elle était auparavant

Indices d'un état psychique meilleur, les habitudes des malades se modifient. Ils quittent le lit, s'habillent seuls et correctement, se promènent, s'intéressent aux choses extérieures, aux jeux de leurs camarades. Ils commencent à se lier avec certains autres malades, avec le personnel infirmier; les femmes causent, les hommes demandent du travail. Chez les femmes on peut observer le réveil de la coquetterie, qui est un bien précieux symptôme d'amélioration.

Nous avons déjà empiété sur la description des symptômes psychiques, qui commandent ce réveil des habitudes antérieures. Si le malade avait été atteint de mélancolie délirante, on voit s'effacer peu à peu toutes traces de délire. La parole redevient plus nette, la voix moins monotone et plus haute, les phrases sont plus longues, les mots mieux choisis. Le contenu de la conversation indique une lucidité d'esprit complète, même en ce qui concerne l'idée triste, délirante ou non, sur laquelle le malade déraisonnait autrefois. Parfois une certaine gaîté dans la phrase, un sourire, un rire même provoqué par autrui vient prouver que l'amélioration existe.

Les sentiments affectifs, assez souvent diminués ou bien exaltés, ou troublés dans leur expression, redeviennent normaux. Le malade recommence à s'inquiéter de l'état de santé, de la vie des siens. On le voit s'intéresser à la santé des autres malades, leur rendre de menus services, les entourer de menus soins. On les sent moins égoïstes.

La conscience se rétablit. Le malade ne souffrant plus de ces troubles de sensibilité interne et externe qui constituent le fond de la maladie, reprend conscience de son *moi*. Il n'y a plus aucun trouble de *la personnalité*, aucune idée de modification de l'être, de possession. Les hallucinations ont naturellement disparu.

Les mélancoliques anxieux, pendant leur convalescence, perdent progressivement tout sentiment et toute manifestation d'anxiété, au fur et à mesure que décroît et disparaît le délire qui en est la cause.

Il faut ajouter que souvent la convalescence des mélancoliques est entrecoupée de rechutes de courte durée qui viennent ralentir les progrès de la convalescence. Celle-ci est en général d'une durée assez longue, d'autant plus longue en général que la maladie l'a été davantage et a eu plus de gravité. Il n'y a d'ailleurs aucun symptôme grave dans la longue durée de la convalescence. Les convalescences les plus rapides semblent être au contraire l'indice d'une affection intermittente.

B. — L'aliéniste seul compétent en la matière a observé que la manie peut se faire suivant trois modes : Le retour *brusque* à l'état normal, terminaison rare et d'un pronostic grave, indice d'une folie intermittente; la guérison par oscillations progressives, le calme qui revient étant entrecoupé de retour de l'excitation, de moins en moins marquée, à des intervalles de plus en plus éloignés ; la guérison par diminution progressive et interrompue des symptômes.

Quelque soit le mode de terminaison, la convalescence est annoncée par les symptômes physiques et psychiques suivants :

L'agitation diminue et s'apaise. Tous les symptômes décroissent : la voix qui était élevée et impérieuse (parfois enrouée, d'ailleurs) reprend son timbre normal; le malade cesse de chanter continuellement; les gestes sont moins amples, plus mesurés aux paroles prononcées, le besoin d'incessante activité décroît, le malade cesse de déchirer, de briser ce qui l'entoure; il s'habille aussi d'une manière plus correcte, il devient plus réservé dans ses paroles. Symptôme important, le sommeil est meilleur, moins agité, progressivement plus long. La sensibilité redevient normale. La force musculaire qui s'était exagérée au cours de l'accès, diminue jusqu'à ses proportions habituelles. Le pouls devient moins fréquent, la respiration moins accélérée, la température redescend à 37°, l'appétit devient moins vorace, l'agité qui au moment de l'accès mangeait gloutonnement tout ce qu'on lui servait, sans faire de différence entre les plats servis, devint plus gourmand, — l'amaigrissement qu'avait déterminé l'agitation continue cesse, et le malade engraisse, bien que mangeant moins.

Au point de vue psychique on observe une diminution de la mobilité des idées et de leur expression parlée. Les malades cessent de se laisser entraîner dans leurs discours, par l'assommance des mots, par des associations d'idées étrangères, par le spectacle des faits extérieurs, et redeviennent capables de suivre une explication, une conversation, et, signe important, de laisser causer leur interlocuteur. Leur discours ne contient plus de puérilités, de remarques constantes sur les choses extérieures. Le délire, d'ailleurs extrêmement mobile, cesse, les malades n'ont plus de ces idées de grandeur fugace qui les portait « dans l'espace de quelques instants, à ce dire : papes, rois, médecins, cultivateurs, femmes, dans un palais, dans une prison, un hôpital, un théâtre, etc... » (Régis). Les illusions sensorielles et mentales disparaissent. Les malades recommencent à penser aux leurs, à leurs affaires, à leur avenir, et l'on n'observe plus chez eux de ces brusques colères furieuses et passagères, succédant à des attendrissements sans raison.

Tels sont les symptômes de la convalescence des accès de manie. Une chose tout à fait remarquable, et que nous avons pu constater nous-mêmes en causant avec un maniaque convalescent est la mémoire complète qu'il conservait de tous ses actes durant sa maladie. Il s'en souvenait même beaucoup mieux que les individus normaux ne se souviennent d'habitude de leurs actes quotidiens. Le docteur A. Marie, dans le service de qui avait été soigné ce malade nous dit à son propos que semblable mémoire existe chez tous les maniaques, et que cela constitue même un symptôme important pour reconnaître qu'il s'agissait bien d'une crises de manie aiguë et non de ces crises d'agitation maniaque que l'on peut rencontrer dans d'autres maladies mentales.

Au premier rang des folies toxiques, nous placerons l'alcoolisme.

C. — Le délire alcoolique, est d'une durée très courte de 8 à 18 jours, le délire alcoolique est une folie hallucinatoire aux allures d'excitation maniaque. Privé de sommeil, entouré d'hallucinations terrifiantes, l'alcoolique se débat, crie, frappe. Quand il entre en convalescence ses hallucinations diminuent et disparaissent, il n'a plus qu'un délire tranquille avec illusions essentiellement transitoires, le sommeil revient, la conscience se rétablit. Très rapidement le malade demande qu'on l'occupe, qu'on le laisse sortir. Il raconte les faits antérieurs à son délire, sur la nature duquel il s'explique avec bonne grâce, surtout si c'est un homme. Cette convalescence est assez courte et l'individu peut sortir.

D. — Les maladies mentales dues au plomb,

ressemblent beaucoup au délire alcoolique, d'autant plus que l'alcool se joint souvent au plomb pour les produire; d'une courte durée, ces folies guérissent vite et les convalescences sont marquées par la cessation des hallucinations et le retour du sommeil.

E. — Le morphinisme, le cocaïnisme, l'éthérisme, etc... produisent des troubles mentaux essentiellement liés à la cause, et dont la convalescence, longue surtout dans le cas de morphinisme, est liée à la cessation de l'empoisonnement chronique.

Certaines maladies générales ont été reconnues par les aliénistes comme capables de produire des troubles mentaux. Ces troubles mentaux guérissent en même temps que guérit la maladie qui les a causés. Certains de ces troubles mentaux sont comparables à ceux que nous avons décrit sous les noms de manie et de mélancolie, et guérissent de même, après une convalescence comparable.

F. — Mais la forme de psychose curable le plus souvent présentée par toutes les intoxications est la forme de confusion mentale.

L'amélioration des symptômes physiques de l'intoxication, cause de la confusion mentale, est un des premiers signes de la convalescence.

Ces symptômes éminemment variables selon l'intoxication, ne sauraient trouver de description ici.

Simultanément avec la disparition des symptômes généraux ou locaux, les symptômes de la confusion mentale s'atténuent. Le malade semble sortir d'un rêve. Il renaît à la vie extérieure. L'état de stupeur (ou anéantissement complet de toutes les facultés, semblable à un sommeil prolongé) diminue et finit par disparaître : le délire, s'il existait, tombe dans l'oubli. L'amnésie consécutive est la règle ordinaire, le malade oublie tout de la période de stupeur, ou n'en conserve que des notions vagues. La voix cesse d'être anonnée, hésitante, lente, elle reprend son timbre normal. Le malade n'a plus de ces réflexions bizarres qui prouvaient une profonde désorientation ; les sentiments affectifs et moraux naissent à nouveau.

La physionomie cesse d'avoir l'aspect endormi, apathique qu'elle présentait pendant la période d'état. Le sommeil revient, tandis que disparaissent les faux sommeils, les somnolences observées jusqu'alors. Les réflexes redeviennent normaux, d'exagérés qu'ils étaient. L'amaigrissement cesse.

Ajoutons que la convalescence de la confusion mentale, « la plus curable des maladies mentales » dit Régis, mérite une attention particulière. Quelque prédisposé qu'il faille d'être pour faire une crise d'aliénation mentale à propos d'une intoxication ou d'une infection, il n'en est pas moins certain, qu'une attaque de confusion mentale ne porte pas atteinte à l'ensemble des facultés. D'autre part, si la confusion mentale présente des récidives, elle les doit essentiellement qu'à des circonstances extérieures. En d'autres termes, le confus guéri que l'on rend à la vie sociale peut être considéré comme un homme normal qui, averti de la nature de sa maladie, peut en empêcher les rechutes en suivant un régime et un traitement appropriés. Le tout est qu'il *puisse* les suivre, et l'assistance aux convalescents n'aura pas de plus digne, de plus utile effet que de lui donner ce pouvoir.

G. — D'une évolution rapide dans les infections aiguës, d'une évolution plus lente dans les infections chroniques, soumises, dans leur évolution aux aggravations et aux améliorations des infections causales, les *psychoses infectieuses* revêtent le plus souvent la forme de contagion mentale, plus rarement la forme mélancolique (hypocondriaque, anxieuse, etc.) ou maniaque. La convalescence, qui s'accompagne de l'amélioration des symptômes de l'infection causale, est semblable, au point de vue psychique et physique, et à ce que nous avons dit à propos de ces psychoses.

Les *maladies mentales dans les névroses* sont : soit des manifestations psychiques propres à celle-ci, soit des psychoses surajoutées, évoluant sur un terrain névrosé comme elles évoluraient sur un terrain indemme de toute névrose.

Parmi ces dernières, celles du moins qui sont curables ; on rencontre des crises de manie, de mélancolie ou de confusion mentale sur lesquelles nous n'avons plus rien à dire.

Les premières tiennent à la nature de la névrose :

II. — Les épileptiques sont parfois sujets, après leurs crises d'épilepsie, à des accès de confusion mentale qui les rendent absolument inconscients. Ils peuvent alors se livrer à des violences, ou faire un long chemin, retrouvant brusquement leur conscience loin de leur domicile. Ce symptôme les aliénistes l'appellent *fugue*. Ce qu'il y a d'absolument remarquable c'est l'oubli complet et constant que les malades ont de tout ce qui a accompagné leur crise nerveuse. La convalescence n'existe pour ainsi dire pas. Le malade reprend brusquement sa conscience comme s'il s'éveillait d'un profond sommeil.

I. — Tout autre est le névropathe. En dehors des cas où il est amené à l'asile par la fréquence excessive de ses crises, il peut être atteint de délires qui sont tout à fait particuliers à la maladie.

Dans ce cas, le délire peut être de nature somnambulique avec fugue inconsciente, ou bien l'on peut observer les bizarres anomalies du délire d'extase, du délire prophétique, le délire d'auto-accusation.

La nature de ces délires, déjà reconnaissable par leurs particularités, peut être dévoilée mieux encore par la coexistence de crises nerveuses. Dans ce cas, il faudra, avant de faire le diagnostic de convalescence et d'autoriser la sortie, attendre que la fréquence des crises soit diminuée dans de notables proportions. Les délires dont nous avons parlés cessent brusquement ou progressivement. Ils sont susceptibles de rechutes nombreuses. Ils s'accompagnent d'une amnésie consécutive plus ou moins marquée. Le diagnostic de convalescence de ces délires est des plus simples, et nous n'y insisterons pas davantage.

J. — Quant à la danse de Saint-Guy, elle détermine des crises de confusion mentale aiguë avec stupeur, avec hallucinations terrifiantes. La convalescence de la confusion mentale ayant déjà été étudiée, nous renvoyons à cette étude.

K. — Les infirmes congénitaux du cerveau, qu'on appelle déséquilibrés, dégénérés, débiles, etc... peuvent présenter des psychoses : manie, mélancolie, confusion mentale, dont la forme est assurément un peu modifiée par l'état intellectuel du débile, mais dont l'évolution est somme toute analogue, quoi qu'on les voie assez souvent finir dans un état démentiel.

A la débilité mentale appartiennent en outre des psychoses particulières, les unes chroniques, les autres curables ; parmi ces dernieres, le délire systématisé aigu, simple ou hallucinatoire, est le plus fréquent. Dûe généralement à une cause occasionnelle extérieure, la crise guérit plus ou moins rapidement à l'asile, ou la cause originelle, qui entretiendrait le délire, n'existe pas. Les symptômes de la convalescence, d'ordre purement psychique consistent en l'atténuation progressive des idées délirantes, la cessation des hallucinations qui les entretenaient, la disparition des réactions de toute nature qu'elles motivaient. Le sommeil revient, les malades s'occupent et demandent leur sortie. Mais l'appréciation de leur niveau intellectuel est une base importante pour la recevabilité de leur demande. Le délire a disparu, mais le terrain pathologique reste prêt à être ensemencé à nouveau. On hésite à juste titre à remettre dans la société des individus à l'instruction souvent rudimentaire, à la logique insuffisante, à la volonté nulle, dominés par leurs instincts plutôt que guidés par la raison, incapables d'un travail suivi comme d'une ligne de conduite raisonnable, et surtout prêts à se laisser dominer par une volonté étrangère, d'où qu'elle vienne. Timides à l'excès, peureux, impulsifs, obsédés, pervertis, ils sont incapables de la volonté nécessaire pour demander du travail, pour s'y astreindre, résister à l'entraînement au vice ou à la boisson ; les résultats sont : la misère, l'hygiène déplorable, les soucis, le retour de l'accès délirant, ou bien le crime commis sous une impulsion étrangère.

Si l'on veut — comme on doit le faire pour obéir aux prescriptions légales, — laisser sortir le débile qui ne délire plus, il faut lui aplanir la route de la société, ne pas le perdre de vue quand il est hors de l'asile, contrebalancer par de bons conseils les mauvais qu'il recevra, veiller à ses besoins les plus urgents, remplacer en quelque sorte l'assistance médicale dont il n'a plus besoin, par une assistance morale, voire pécuniaire, qui lui permettra de la vie libre.

Ainsi donc bon nombre de folies sont curables.

Ces convalescences et ces guérisons que nous venons d'étudier ne sont point seulement des intervalles lucides, mais des véritables retours à la santé, sans dégradation mentale consécutive. Dans la plupart des cas l'homme vaut, après sa maladie, ce qu'il valait avant : la folie dont il a été atteint ne fait que souligner une prédisposition dont il était par avance possible de se rendre compte en étudiant l'hérédité. Il vaut ce qu'il valait : si c'était un esprit faible, il l'est demeuré ; si c'était un dégénéré simple, il conserve ses stigmates de dégénérescence ; si c'était un simple prédisposé, sa prédisposition n'est pas supprimée du fait de son accès ; mais, répétons-le, la situation ne s'est en général pas aggravée au point de vue de son intégrité intellectuelle.

Et comme nous l'avons dit, si le nombre des gens atteints de folie curables est moins élevé que celui de ceux atteints de folies incurables, le nombre n'en est pas moins imposant. Dans une statistique récente, citée par le Dr A. Marie, nous voyons que :

Le nombre moyen des admissions annuelles dans les asiles de la Seine est de 3600, dont 3350 par admission pour la première fois, et 250 déjà antérieurement placés (dont 50 alcooliques toujours les mêmes).

Pour 13.657 aliénés du département de la Seine, la moyenne annuelle des sorties est de 2000 dont 800 femmes et 1200 hommes.

Ces sorties sont presque toujours faites parmi les aliénés, au nombre de 8210, placés dans les asiles de la Seine même.

L'autre portion des aliénés de la Seine, placés en province au nombre de 3447 ne donne annuellement qu'une centaine de sorties. Ce qui s'explique par ce fait que le contingent transféré en province se compose surtout de chroniques, alors que le maximum des guérisons dans la folie s'observe dans le cours des deux premières années.

Il ressort de cette statistique que 2.000 aliénés de la Seine environ sortent annuellement, et si l'on remarque que le contingent des malades aliénés de la Seine équivaut aux cinquième du total des aliénés de France, c'est environ pour tout le pays, c'est-à-dire sur 38.000.000 de Français, 10.000 aliénés sortent chaque année en liberté.

10.000 aliénés guéris annuellement sur 68.000 aliénés traités, les chiffres sont éloquents. Ils indiquent assez que la folie est loin d'être toujours incurable. On peut souvent dès l'entrée des malades, prévoir leur curabilité ou leur incurabilité, leur convalescence indique également, dans nombres de cas, les chances qu'ils ont d'être indemnes de rechutes.

Les rechutes — il en existe — sont assurément aussi causes de la persistance du préjugé de l'incurabilité de la folie. L'opinion publique est tentée d'admettre que les rechutes sont une preuve de persistance de la maladie, l'état de santé ne devenant plus dans son idée qu'un intervalle lucide, et la guérison se confondant avec une amélioration passagère. Le public simpliste ne fait pas de différence entre les guérisons, les améliorations ni les rémissions, englobe dans la même crainte les rechutes par évolution de la maladie, les rechutes transitoires par répétition de la cause, et même de simples épisodes non délirants, tels qu'un accès de colère, un oubli, une excentricité quelconque. Un fou lui semble toujours fou, et une rechute est, pour lui, le réveil de la folie.

Il est utile d'établir des catégories de rechutes. C'est le meilleur moyen de prouver que si dans certains cas elles sont inévitables et tiennent à l'évolution d'une maladie chronique, dans d'autres cas, elles sont absolument évitables, et ne tiennent qu'au retour de la cause de la folie. Si l'on veut une comparaison, les premiers sont analogues aux reprises succédant aux améliorations momentanées qui peuvent survenir au cours de maladies générales incurables comme le cancer, tandis que les autres sont analogues à deux attaques éloignée de grippe ou de pneumonie.

A. — Les rechutes peuvent provenir de l'aggravation pour ainsi dire inévitable, de certaines maladies chroniques, en particulier de la paralysie générale et de la démence précoce.

Dans la paralysie générale, la rechute peut se déceler de multiples façons. Tantôt c'est un accès d'agitation maniaque, tantôt une série d'actes absurdes, dangereux et délictueux. D'autre fois, une attaque d'apoplexie ou d'épilepsie vient brusquement arrêter la rémission et laisse après elle soit un état de dépression, soit un état d'agitation, soit un affaiblissement intellectuel considérablement aggravé.

Dans quelques cas, la rechute est provoquée par un fait d'ordre extérieur. Le paralytique général, par exemple, s'alcoolise a outrance et retombe, à la suite d'une crise aiguë (ivresse) ou subaiguë d'alcoolisme. Ou bien, par suite de la maladresse constante chez les paralytiques, il se fait un traumatisme qui devient la cause occasionnelle de la rechute. De même ordre sont les maladies aiguës, le froid, une alimentation mal comprise, la misère, etc.

Quelquefois, la rechute est de courte durée et est suivie d'une nouvelle rémission ; il peut ainsi y avoir plusieurs rémissions au cours de la paralysie générale.

Les formes avec agitation maniaque sont, d'après les auteurs, celles où l'on retrouve le plus fréquemment ces rémissions. Mais rien ne peut faire prévoir la durée de la rémission, sa probabilité, ni la durée de la rechute.

Dans la démence précoce, la rémission est assez fréquente, au début, après un premier accès. Elle peut survenir brusquement, ainsi que nous l'aurons vu. Il en est de même pour la rechute, qui peut survenir du jour au lendemain, sans transition appréciable. D'autres fois, au contraire, l'aggravation est progressive, et il est possible de la prévoir à la bizarrerie des paroles, des gestes, des attitudes, des habitudes. Parfois aussi, une crise nerveuse, unique ou suivie de plusieurs autres, est un symptôme d'aggravation menaçante. Des infections, des intoxications, peuvent aussi servir de point de départ à un retour de l'état morbide. Les rechutes de la démence précoce comportent ce pronostic grave qu'elles sont en général suivies d'un affaiblissement intellectuel considérable qui constitue l'état chronique ou démence.

B. — Dans les folies intermittentes, la rechute tient à la nature même de la maladie, constituée, (sauf pour la forme circulaire), d'alternatives d'états morbides et d'états lucides. La durée des périodes lucides, comme des périodes morbides, est en général approximativement la même pour chaque malade en particulier. La sortie irréfusable lorsque la période lucide est de longue durée, gagnerait à devenir une sortie limitée à cette période, avec retour obligatoire de l'aliéné quelques semaines ou quelques jours avant la rechute. Assurément il existe là un alléa qu'il faut envisager sérieusement, mais qu'il n'est pas impossible de résoudre par une assistance appropriée aux malades de ce genre.

C. — C'est surtout contre les rechutes dans les psychoses infectieuses ou toxiques que l'assistance pourra faire œuvre utile. Dans ces cas, en effet, la psychose tient au retour absolument évitable de la cause, exogène dans la plupart des cas (alcoolisme, morphinisme, saturnisme, etc.) ou l'on observe des rechutes fréquentes. L'alcoolique en particulier est le type du récidiviste. Entré à l'asile pour une crise d'alcoolisme subaigu, dûment tancé, averti de la nature de son affection, instruit par le conseil et par les exemples, il sort décidé (?) à ne plus boire. Il reboit pourtant, parce que sa décision était peu solide, parce que sa volonté (cas fréquent) est nulle, parce que son métier comporte l'obligation presque forcée (marchands de vins) ou la possibilité tentante de boire à nouveau, parce qu'enfin il fréquente des ouvriers qui l'entraînent à boire.

Mais aussi le retour de ses anciennes habitudes peut se produire par suite de chagrins, de soucis, de découragements, de l'isolement où il se retrouve lorsqu'il retourne dans la société. A ce point de vue il existe également un alléa qu'il ne serait pas impossible de résoudre par l'assistance de ces malades. En tous cas il est impossible de parler d'incurabilité de ce genre de folie, et il existe des cas de guérison définitive tout à fait intéressants.

Bien moins nombreuses sont les rechutes des folies infectieuses, contre lesquelles la thérapeutique générale est puissamment armée. Ces folies sont éminemment curables, et curables à jamais. Il suffit d'une hygiène absolument semblable à l'hygiène générale et qui ne comporte, en son genre, plus ni moins de précautions dans son genre que celle qu'on institue pour les malades faibles de la gorge ou sujets à s'enrhumer fréquemment.

Enfin, dans les cas ou il s'agit d'un débile ou d'un dégénéré qui a eu un épisode délirant, les rechutes sont purement accidentelles. Les chagrins, les fatigues, le surmenage, le découragement, la misère, les intoxications, peuvent en amener le retour. Déjà mal constitué pour lutter pour la vie, le débile ressent davantage les difficultés et les déboires de cette lutte, et l'interprétation défectueuse des origines de ces difficultés et de ces déboires est souvent le point de départ de la nouvelle crise délirante, de quelque nature (idées de persécution, hypocondriaques, mystiques, mégalomaniaques) qu'elle soit. Chez ces malades, pourtant, une vie réglée et facile n'aurait été susceptible d'aucun de ces épisodes délirants. Et il est parfois très facile et souvent possible de la leur donner, de façon à permettre la fréquentation de la société à ces débiles, qui ne seront jamais que des entités sociales médiocres, mais qui pourtant peuvent encore rendre quelques services.

On nous pardonnera les longs développements de ce chapitre. Il nous a semblé utile de connaître tous les côtés de cette question, parce que ce préjugé est un des plus tenaces et des plus capables de faire naître à l'égard des aliénés cette douloureuse et effarante pitié qui les place dans une situation intolérable, et qui est cause de tant de rechutes, et de vies gâtées. Beaucoup d'aliénés guéris séjournent volontairement en permanence dans les asiles, parce qu'ils ont goûté de la sortie et qu'ils préfèrent tout à l'horizon sombre et désolant sur lequel elle ouvre. Réellement ce préjugé met l'aliéné guéri dans une situation lamentable en ce qu'on se refuse à croire à sa guérison complète et définitive, que fou il a été et que fou pour toujours on le croit, à ce point que dans les asiles même court cette épouvantable et démoralisante devise : « Il vaut mieux sortir de la prison que de l'asile d'aliénés ».

CHAPITRE V

5e préjugé. — Le danger de la folie.

Ce préjugé pèse lourdement sur les aliénés. Il vient de la généralisation erronée d'une constatation exacte, hélas! assez souvent : il y a des folies dangereuses. Il se confirme encore par la lecture des faits divers de la presse, où l'on trouve fréquemment des récits de crimes commis par les aliénés. La presse n'est pas impartiale — qui ne sait cela — à ce sujet : elle relate avec grand soin tous les crimes commis par les fous, bâclant souvent en six lignes d'autres crimes dont les auteurs ne sont pas des aliénés. Le reporter décore de titres sensationnels les crimes de la folie : *folie sanguinaire, la martyre du fou, fou assassin,* que le typographe compose en gros caractères. Suivant des récits plus ou moins fantaisistes et inexacts, d'ailleurs contradictoires de journal à journal, mais ayant tous un cachet d'étrangeté indiquant plus souvent l'intention de l'écrivain que l'expression de la vérité. En réalité, dans la presse, le crime du fou tient la même place — peu avantageuse — que l'accident d'automobile, toujours rapporté religieusement, alors que l'on omet la plupart des accidents dus à d'autres moyens de transport.

Si l'on voulait en une statistique rigoureuse, nombrer les crimes commis par les fous à côté des crimes commis par des personnes non aliénées on verrait qu'elle est en rapport avec le nombre statistique que nous avons donné : 68.000 aliénés sur 38.000 000 de Français.

Il est vrai que la tendance d'une partie des savants actuels tend à assimiler le criminel à l'aliéné, à faire du criminel un « fou moral » poussé au crime par une aberration mentale particulière. Certes, dans ce cas là, la chose est très simplifiée : tous les criminels étant des fous par définition, la folie devient éminemment dangereuse. Mais, si cette opinion, — défendable en soi, mais que nous n'avons pas à juger, — est de nature à ancrer le préjugé du danger de la folie, — par sa compréhension inexacte — elle n'en constitue pas l'origine véritable. Pour le public simpliste, le *fou* criminel n'est que le *fou intel-*

lectuel qui doit à sa « déraison » d'avoir commis le crime.

Et à ce point de vue, le préjugé du danger de la folie n'est qu'un corollaire du préjugé de l'incurabilité de la folie, si bien que d'avoir lutté contre ce dernier indique que nous avons lutté en partie contre l'autre.

Néanmoins, si peu fréquents, relativement, que soient les crimes commis par les fous, il n'en existe pas moins un certain nombre. Nous ne lutterions pas à armes égales contre le préjugé du danger de la folie en nous bornant à nier ce danger ou à le déclarer rare. Il nous faut exposer clairement la vérité, dire quelles sont les folies non dangereuses et les folies dangereuses, et dans quels cas les dangers peuvent se présenter.

Les dangers qui résultent de l'évolution des maladies mentales sont de plusieurs sortes : Les uns sont directement dirigés contre les individus eux-mêmes (suicide) les autres sont dirigés contre autrui (Meurtres, vols, incendies, coups et blessures, etc...)

Tous les aliénés sont loin de présenter tous des dangers. Les idiots sont peu dangereux, étant pour la plupart renfermés dans les asiles d'enfants, d'où ils sont en général transférés dans les asiles à leur âge adulte. Peu dangereux aussi sont les épileptique *simples*, qui ont seulement des crises sans délires consécutifs : la crise passée, ils restent anéantis en temps plus ou moins long, quelques minutes ou quelques heures, puis redeviennent ce qu'ils étaient auparavant.

Un grand nombre d'aliénés ne sont dangereux que tout à fait au début de leur maladie, l'évolution de celle-ci nécessitant rapidement leur transport à l'asile ; de ce nombre sont :

Les épileptiques ayant, à la suite de crises ou en remplacement des crises, des épisodes délirants absolument inconscients. Dans la plupart de ces cas, une fureur aveugle les pousse brutalement contre qui que ce soit qui se trouve à leur portée, et il en résulte des meurtres, des coups et des blessures, ou des incendies ou des vols, tous ces actes ayant un caractère éminemment reconnaissable de brusquerie, de violence, et ne laissant aucun souvenir dans l'esprit de l'individu. Très rarement, l'épileptique se suicide dans ces conditions. On conçoit que cet aliéné excessivement dangereux est interné à vie, ou bien ne quitte les asiles d'aliénés qu'après guérison complètement démontrée, (et ce cas est exceptionnel).

Les déments précoces sont uniquement dangereux lors de la période d'incubation de leur maladie, quand la maladie a éclaté, ils sont ou bien gardés ou transférés dans les asiles. Dans la période dangereuse, ils se livrent rarement au meurtre ou au suicide, et en général se bornent à des fugues et à des actes extravagants ou violents : dans ces conditions, on relate surtout des coups et blessures ou des incendies.

Les paralytiques généraux sont, de même, dangereux seulement à la période initiale de leur maladie, période que l'on appelle *médico-légale*. Par la suite, ils sont souvent enfermés dans des asiles. Le délit le plus fréquent est le vol, le faux en écriture, l'abus de confiance, enfin *rarement* l'homicide ou la tentative d'homicide. Tous ces délits présentent un caractère d'absurdité qui en indique la nature morbide spéciale. En réalité, le paralytique général est fort rarement un malade réellement dangereux.

L'affaiblissement intellectuel et la démence poussent très rarement à l'homicide ; le délit le plus fréquemment observé est le scandale, un acte extravagant et grossier, plus rarement le vol et l'incendie. Tous ces actes portent un cachet de déchéance mentale qui les fait aisément reconnaître, et qui en général amènent l'internement de l'aliéné.

Les imbéciles sont des impulsifs que l'on interne dès qu'ils se montrent dangereux et souvent auparavant. Des impulsions au vol, à l'homicide, à l'incendie, en particulier l'homicide familial peuvent se rencontrer. Elle sont plus ou moins irrésistibles et automatiques.

Dans cette catégorie de malades, donc, les dangers que présentent les aliénés se rencontrent seulement avant l'internement, puisqu'il ne peut s'agir de sortie pour eux.

C'est-à-dire qu'en somme ces aliénés ne sont dangereux que fort peu de temps, et avant qu'ils ne soient nettement reconnus comme aliénés.

C'est également avant l'internement que les malades atteints de délires systématisés sont dangereux. Nous les décrirons séparément à cause de la longue évolution de la période dangereuse, et à cause du danger réel que présentent ces aliénés, de tous les plus à craindre. Chez eux, c'est l'homicide qui domine. Les mystiques croient souvent avoir reçu du ciel la mission de frapper un personnage plus ou moins en vue qu'ils considèrent comme représentant la cause hostile à Dieu sur la terre, et alors, froidement, par calcul, avec préméditation, ils assassinent ce personnage ; plus fréquemment encore, ils immolent ou holocauste leurs propres enfants ou même les premiers individus venus, persuadés qu'ils viennent d'être de la sorte agréables à Dieu. (Régis). Les persécutés, eux, assassinent ceux qu'ils croient être leurs persécuteurs, agissant, pensent-ils par légitime vengeance. Leur crime est prémédité et dûment préparé, si bien que le plus grand danger qui puisse survenir à un homme est d'avoir été choisi comme persécuteur par un persécuté. Outre l'homicide, mais bien plus rarement, ces malades peuvent se livrer au vol, à l'incendie. Il est bon d'ajouter que les persécutés se livrent rarement d'emblée à l'homicide, sans s'être auparavant plaints de leurs persécuteurs dans des plaintes à la police, aux tribunaux, lettres de menaces directement adressées à l'intéressé, et que de ce fait, ces persécutés sont souvent internés avant d'avoir pu nuire.

Dans une troisième catégorie nous mettons les folies qui, se reproduisant par intermittence, peuvent être dangereuses non seulement à l'occasion du début de la première crise, mais au début de toutes les rechutes. Dans cette catégorie nous placerons non seulement les psychoses intermittentes vraies, mais les délires alcooliques, qui, non intermittents par nature le deviennent presque fatalement par ce fait que les alcooliques sont incorrigibles et reboivent.

Les psychoses intermittentes, nous l'avons vu, sont composés d'accès de manie et de mélancolie.

Dans la *manie aiguë*, les crimes et délits sont rares, bien que ce soit là l'état de folie qui paraisse le plus effrayant, et cela parce que les malades sont incapables de concevoir un acte quelconque et qu'ils sont plutôt automatiquement *destructeurs* que réellement dangereux. Pourtant, lorsque l'agitation est poussée au paraxysme de la fureur, elle peut être le point de départ d'un homicide, accompli dans des conditions de violence et de surexcitation délirante qui ne peuvent laisser aucun doute sur sa véritable origine.

Dans les états maniaques moins aigus, en particulier dans l'excitation *maniaque*, où le désordre cérébral n'est pas aussi marqué, les crimes et délits, en particulier les *actes de violence* et les vols, se recontrent assez fréquemment. (Régis).

Dans la mélancolie, on rencontre surtout la tendance au suicide. Celle-ci peut employer tous les procédés de destruction personnelle. Les malades gardés et surveillés chez eux ou dans les asiles refusent les aliments pour se laisser mourir de faim.

Quant aux crimes et aux délits, ils sont rares :

l'homicide peut s'y rencontrer mais par suite d'un mécanisme tout à fait spécial. Le mélancolique tue non pas les individus qu'il redoute ou qu'il hait, mais au contraire les êtres qui lui sont le plus chers, et cela par affection même, pour leur épargner soit les misères de la vie, soit la honte et le déshonneur qui pourraient, croit-il dans son délire, leur venir de lui. Le plus souvent, dans ce cas, le mélancolique se suicide lui-même en même temps qu'il *suicide* pour ainsi dire, ses victimes. Beaucoup de morts collectives en famille, surtout des morts de mères avec leurs enfants, dit Régis, reconnaissent une origine mélancolique de ce genre.

D'autres fois, le mélancolique tue n'importe qui, sans raisons, uniquement parce qu'il manque de courage pour se tuer lui-même, et parce qu'il espère s'attirer la mort en punition.

Mais ces cas sont rares. Il est par contre un bon nombre de pseudo-crimes commis par les mélancoliques, qu'ils dénoncent eux-mêmes aux autorités. Assez nombreuses sont les auto-dénonciations délirantes après un crime sensationnel. Les délirants mélancoliques se dénoncent aussi pour s'attirer la mort, ou en raison de la tendance fondamentale du mélancolique à l'idée morbide de culpabilité. Ces cas sont de nature à ancrer dans le public l'idée du danger de la folie, car il est assez souvent difficile de démêler le faux du vrai, et d'autre part les journalistes qui publient le crime, omettent de donner la même importance de publicité au non lieu qui constate la non participation de l'aliéné au crime.

Donc peu de danger dans les psychoses intermittentes. Il n'en est malheureusement pas de même avec l'alcoolique.

L'alcoolique est évidemment au point de vue social, familial et conjugal la pire entité qui existe. L'alcool, le vin sont éminemment producteur des pires maux, et le dire n'a rien d'original, après tant d'autres qui l'ont dit et tant d'autres qui l'ont constaté par eux-même. Au point de vue social l'alcoolique ne peut rendre de service en raison de l'inégalité psychique qui résulte de l'alternative de sa lucidité d'avant l'alcool de son obstusion après l'alcool. Au point de vue familial, il est de mauvais exemple pour des enfants, nés malsains en raison de son alcoolisme à lui. Au point de vue conjugal, il est aussi mauvais au point de vue moral et au point de vue du caractère. Fréquents sont les drames de la jalousie où l'homme tue parce qu'il est alcoolique jaloux. Ils surviennent d'ordinaire au cours de querelles violentes ou l'homme ivre, aveuglé par sa colère, frappe avec une brutalité inouïe. Et ce ne sont pas les seuls homicides que cause l'alcoolisme.

L'alcoolique est encore éminemment dangereux lorsqu'il a sa crise de délire alcoolique. L'alcoolique délirant a des hallucinations terrifiantes de la vue. Il se voit entouré d'animaux féroces, d'ennemis, qui sortent du plafond et des plis de rideaux. En proie à une terreur profonde, il voit autour de lui des objets déformés, les figures de ceux qui les soignent sont grimaçantes, méconnaissables : il les confond avec ses ennemis, croit se défendre et tue. Ceci c'est le cas fréquent, c'est le fait divers presque quotidien, c'est la « folie sanguinaire » dont s'empare la presse. Il est malheureusement certain que si le délirant chronique est le plus dangereux des aliénés en ce qu'il prémédite son crime et que l'assassiné ne peut, le plus souvent, prévoir le danger, l'alcoolique est l'aliéné qui, par ivresse jalouse ou illusion hallucinante, fait le plus grand nombre de victimes.

Quel remède à cela? L'alcoolique ne guérit pas de sa funeste passion, s'il guérit vite de la crise délirante. Il a d'autres crises, une série d'autres crises, semant sa route de victimes. Ce n'est pas à lui — l'expérience ne le prouve que de trop — qu'on peut s'adresser. D'autre part la loi de 1838 sur les aliénés ordonne de faire sortir les aliénés dès que leur guérison est constatée. On garde les alcooliques un mois ou deux dans le but, — que l'on sait bien illusoire — de les déshabituer de boire. Puis on est bien forcé de les faire sortir. Il faudrait de toute évidence considérer les alcooliques comme un danger social, et employer contre eux des lois rigoureuses les mettant dans l'impossibilité définitive de nuire. A ce point de vue, la demi-séquestration dans un atelier-asile dont nous avons parlé au chapitre II serait un bon moyen... Sauf le risque que l'on court à l'heure actuelle de ne pouvoir jamais caser tous les alcooliques.

Enfin certains aliénés sont dangereux du fait de leur état mental habituel, qui est celui des dégénérés ou des névropathes. Les premiers sont poussés au délit et au crime par des impulsions ou des obsessions invincibles, qui constituent les véritables stigmates de leur maladie congénitale. Ils sont en particulier poussés au vol, à l'incendie, au meurtre. L'impulsion est brusque, l'obsession invincible est de courte durée, aussi les crimes commis ont une soudaineté qui indique leur véritable cause. Parfois, ces dégénérés sont délirants, le plus souvent, ils n'ont aucun délire. L'impulsion une fois passée, le malade est aussi normal qu'auparavant et regrette son acte.

Quant aux névropathes, ils peuvent être les auteurs de tous les actes morbides, de tous les délits et tous les crimes. Ce qu'il y a de particulier dans ces actes, c'est qu'il ne ressemblent pas aux autres. Le névropathe ne fait rien comme tout le monde; ses actes délictueux et criminels ont un caractère étrange, romanesque, tenant à la fois du drame, de la féerie et du feuilleton; ce sont des inventions incroyables, des tromperies sans égales, des habiletés, des duplicités consommées, des lettres anonymes, des soupçons portés sur des tiers, des révélations de la tombe et du ciel, etc... On peut bien dire que, lorsqu'un criminel se présente avec des caractères de ce genre, il porte l'empreinte névropathique.

Le danger de l'aliénation mentale une fois confirmée, c'est-à-dire celui que peuvent faire courir, dans les endroits où ils sont gardés, les aliénés en pleine crise, mérite un mot d'explication. Un certain nombre d'aliénés restent constamment dangereux : les crimes commis dans les asiles sont là pour en donner la triste preuve. Mais on est étonné de voir combien petit est le nombre de ces aliénés dangereux d'une façon permanente. Cette constatation a même permis d'introduire dans un certain nombre d'asiles de France, à Ville-Evrard en particulier, la pratique de l'open door, c'est-à-dire de la porte ouverte, pratique qui nous vient d'Ecosse.

Mais il nous faut aussi indiquer un autre mode de garde des aliénés non dangereux : les colonies familiales. L'exemple est venu en France, de Belgique, il a frappé le Dr A. Marie, qui a pu décider le conseil général de la Seine à envisager d'un bon œil la question, et qui a pu créer, dans le Cher, à Duc-sur-Auron et à Ainay-le-Château, des colonies familiales d'aliénés. Dans ces deux localités, l'aliéné est gardé chez des nourriciers, qui ne sont autres que les habitants des villages. Il jouit d'une liberté mitigée par une surveillance discrète, mange à la table de ses nourriciers et a chez eux une chambre hygiénique. Les résultats de cette initiative sont du plus haut intérêt, et prouvent une fois de plus, que les aliénés ne sont pas toujours dangereux, loin de là.

Ainsi qu'on le voit, nous n'avons pas cherché à blanchir outre mesure le tableau des dangers de la folie. En disant seulement ce qui est, nous lui avons toutefois enlevé de sa noirceur. En catégorisant, nous avons donné à chacun la part du danger qui lui revient, peu aux uns, beaucoup aux autres, et nous avons même montré les lois actuelles insuffisantes pour sauvegarder la sécurité des personnes contre certains aliénés. Peut-être une rigueur plus grande des lois à l'égard de ces derniers aiderait-elle puissamment à notre plaidoyer en faveur des aliénés, et nous terminons par ces vœux :

Que le législateur s'éclaire, avant de nous donner une loi sur les aliénés enfin capable de distribuer les fous dans les places qu'ils méritent et pour le temps qui leur est nécessaire.

Que les œuvres d'assistance se multiplient à l'égard des aliénés, jusqu'à présent si négligés un peu partout.

Que le public se rassure, qu'il s'éclaire, après nous avoir lu, par la lecture des œuvres des aliénistes, et que mieux instruit, il accorde aux aliénés la même pitié, la même bienveillance et la même sympathie qu'il accorde aux maladies du corps.

FIN

TABLE DES MATIÈRES

Imprimerie Générale de Châtillon-sur-Seine. — A. PICHAT.

www.ingramcontent.com/pod-product-compliance
Ingram Content Group UK Ltd.
Pitfield, Milton Keynes, MK11 3LW, UK
UKHW020352230726
13925UKWH00003B/1085